图说中医抗疫史

主编　徐安龙　周立群

人民卫生出版社·北京·

图书在版编目（CIP）数据

图说中医抗疫史 / 徐安龙，周立群主编 . — 北京：
人民卫生出版社，2021.2

ISBN 978-7-117-31276-9

Ⅰ. ①图… Ⅱ. ①徐… ②周… Ⅲ. ①防疫 – 医学史
– 中国 – 图解 Ⅳ. ①R18-092

中国版本图书馆 CIP 数据核字（2021）第 030755 号

人卫智网	www.ipmph.com	医学教育、学术、考试、健康，
		购书智慧智能综合服务平台
人卫官网	www.pmph.com	人卫官方资讯发布平台

图说中医抗疫史
Tushuo Zhongyi Kangyi Shi

主　　编：徐安龙　周立群
出版发行：人民卫生出版社（中继线 010-59780011）
地　　址：北京市朝阳区潘家园南里 19 号
邮　　编：100021
E - mail：pmph @ pmph.com
购书热线：010-59787592　010-59787584　010-65264830
印　　刷：保定市中画美凯印刷有限公司
经　　销：新华书店
开　　本：889×1194　1/32　印张：6
字　　数：156 千字
版　　次：2021 年 2 月第 1 版
印　　次：2021 年 3 月第 1 次印刷
标准书号：ISBN 978-7-117-31276-9
定　　价：49.00 元

打击盗版举报电话：010-59787491　E-mail：WQ @ pmph.com
质量问题联系电话：010-59787234　E-mail：zhiliang @ pmph.com

主　编　徐安龙　周立群

副主编　甄雪燕

编　委（按姓氏笔画排序）

叶冠成　付　鹏　刘　煜　刘立安

关　澳　孙灵芝　苏百钧　李　霞

张浩就　张焕新　陈秉杰　陈昱良

周立群　赵春艳　徐一菲　徐安龙

甄雪燕　蔡业霄

主编简介

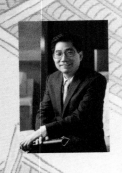

徐安龙，男，汉族。北京中医药大学校长，教授，博士研究生导师。1985年中山大学生物学系本科毕业并获学士学位，1992年获美国伊利诺大学分子免疫学专业博士学位。主要研究人免疫系统的起源与演化及疾病治疗免疫机制。以通讯作者（包括共同通讯作者）在 *Cell*、*Nature*、*N Engl J Med*、*Nat Cell Biol*、*J Hepatol*、*Nat Commun* 等国际学术刊物上发表论文200余篇，相关文章曾入选2010年"中国高等学校十大科技进展"和2016年"中国生命科学领域十大进展"。1997年获"国家杰出青年科学基金"；2000年起兼任国家药典委员会第八、第九、第十、第十一届委员；2000年获国务院政府特殊津贴；2004年入选为"新世纪百千万人才工程"国家级人选；2012年获得国家自然科学奖二等奖；2016年入选中国十大医学新闻人物。现任中华中医药学会副会长、全国中医药高等教育学会副理事长、教育部高等学校中西医结合类专业教学指导委员会主任委员、教育部医学教育专家委员会委员，第十三届全国政协委员、北京市第十五届人大代表。

周立群，男，汉族。现任北京中医药大学武当医学研究院副院长、教授、博士研究生导师，美国国际中医药研究院教授。1983年毕业于北京中医药大学获学士学位，1986年毕业于天津中医药大学获硕士学位。主讲中国医学史、中医学基础等课程。参与编写"十三五"规划教材《中国医学史》。主持科研课题"国家标准耳穴""国际标准耳穴"等10余项。多次应邀前往美国、加拿大、德国、法国等10余个国家交流讲学。中国针灸学会耳穴诊治专业委员会副主任委员兼秘书长，中国保健协会健康服务与研究专业委员会会长，中国中医药信息学会宫氏脑针研究分会会长，世界针灸学会联合会耳医学国际标准化研究工作组首席专家。兼任美国国际疼痛医学研究院名誉院长，纽约气功针灸耳针研究院教授等。曾获2010年"中国标准创新贡献奖"等国家级奖项。主编《国际中医药现代研究》《中国针灸全图》和创新教材《耳穴诊治学》等，发表论著60余篇。

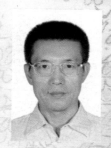

插图主绘简介

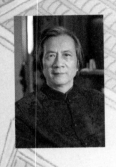

苏百钧，中央美术学院教授，中国艺术研究院博士研究生导师，兼任四川美术学院、上海大学上海美术学院客座教授，中国工笔画学会艺术顾问，全国美术作品展览评审委员。

作品曾获全国性展览金奖一次、学术奖三次、大奖两次、铜奖三次。多幅作品被国家机构收藏，其中《凤凰花木图》悬挂于人民大会堂金色大厅；作品《和平颂》悬挂于人民大会堂常委会议室。出版个人专集等40余种，其中《当代名家艺术观——苏百钧创作篇》被教育部批准为"普通高等教育'十一五'国家级规划教材"。

中华民族是多苦难的民族，古代中国是个大疫不断的国家。综合中国中医研究院（现中国中医科学院）《中国疫病史鉴》、天津中医药大学《中国古代疫情年表》、邓拓《中国救荒史》与各断代瘟疫史的统计，自周至清末，中国至少发生过 350 余次大型瘟疫，古代中国人平均每 6 年就要面对 1 次大规模的疫病威胁。习近平总书记指出：世界上"文化没有断过流的、始终传承下来的只有中国"。已故国医大师邓铁涛有判断：相对于西方瘟疫流行数次造成 2 000 万人以上死亡，中华大地传染病一次流行其死亡人数达 1 000 万以上者未之有也，原因何在，是有伟大的中医药学在历次瘟疫流行中发挥保卫作用故也。中医学在历次抗疫中锻炼了自己，并得到了自身的发展。古代人民、政府和无数优秀的中医先辈与瘟疫进行了不懈斗争，取得了辉煌的抗疫成就。

编者用可靠、权威的历史事实展现了中国人民和中医几千年来同伤寒、天花、麻风病、肺结核、鼠疫、疟疾、霍乱、寄生虫病和严重急性呼吸综合征等传染病的不断抗争史，介绍了中医与疫病不屈不挠斗争中涌现出的大量优秀医家，并揭示这些医家在实践中积累了丰富的治疫思想和理论。编写团队主要由医史文献方面专家、博士构成，编写内容严格以客观的史实、史料为根据。

本书兼顾学术性与科普性，图文并茂列举了中国人民及中医抗疫实践的典型事例，通过历代人民和医家不断取得抗击瘟疫史上的重大突破之史实，反映中国人民和中医先辈为我国及世界抗疫史写下的光辉篇章。

本书全景式梳理了中国人民抗击瘟疫的历史，对中国历史上每一个时代的主要瘟疫流行情况进行了介绍，结合每个时代的瘟疫特点，有针对性地对中医抗疫经验与亮点作了总结与展示，这些中医学治疫思想和成就，是每一位中医工作者都应当了解和学习的。中国历史上涌现出的一代代政府、民众、医者与疫情战斗之事例，展示了中华民族和中医的抗疫精神，可帮助当代人民和中医志士提高中医自信和民族自信，为当下我们面临的疫情阻击战提供精神激励与保障。

本书得到了人民卫生出版社、北京中医药大学中医学院医史文献教研室、中央美术学院、广州美术学院的大力支持，在此一并表示感谢！本书编委会主要成员为高校教师和临床一线医务工作者，这些作者在新冠肺炎疫情期间肩负网络授课和疫情防控之重任；另外，在疫情防控的严峻形势下，编写资料之查找也有不便，故本书于编写过程中有所疏漏在所难免，请读者谅解，并予以批评指正！

《图说中医抗疫史》编委会

2020 年 4 月

| 目录 |

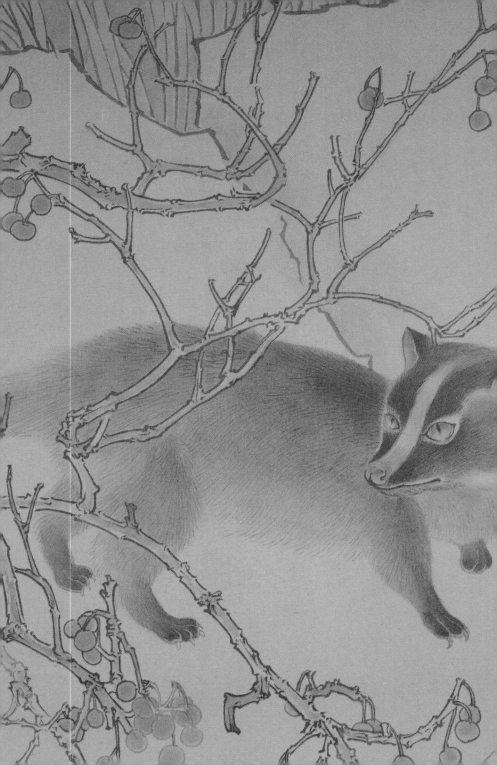

第一章

上古时代的疫病防治

　　人类早期狩猎采集文明阶段，人口稀少，每个群体只有几十、几百人，不会往其他群体去，因此传染病也就没有扩散感染的可能。

　　古病理学研究技术有助于了解人类的经济生活方式与健康和环境的关系，以及感染性疾病的发生和传播与人口密度、人群规模及隔离程度之间的关系等，为此人们往往会使用古病理学的相关技术手段来研究古代人类的疾病。比如，2008年，考古学家在以色列的亚特利特雅姆遗址中发现一些疑似有结核病理损伤的人类骨骼遗存，这为古代传染病的研究提供了更为直观的途径。

　　我们的祖先不断地认识自然界，通过自己劳动努力地去创造条件，以适应自然、改造自然，维持自己的生存与种族发展。他们懂得了创造简单工具去寻觅、猎取食物以充饥；择居处、筑巢穴以避风寒、防野兽；存火种以照明、御寒、熟食；用语言、舞蹈等方式传递信息，表达感情等。目前，医学史认为火的发现、药物的发现以及当时巫医的治疗，对于疫情防治都有时代独特影响。

第一节　火的发现与疫病防治

火的发明，标志着人类生活进入了新的发展时期。火的应用，可使人类战胜严寒，温暖人体的肢体关节、胸腹、腰背。除此之外，我们的祖先还懂得了一些用火治病的简单医疗方法，如灸、焫、熨等，用以治病除疾、养生防病。

在已出土的旧石器遗址中，不少地方都发现了用火遗迹。从北京周口店北京猿人 50 万年前居住地灰烬坑厚达 6 米来分析，说明可能已会人工取火种（表 1-1）。

表 1-1　中国旧石器时代用火遗迹简表

遗址名称	用火遗迹	时代
山西芮城西侯度	烧过的骨角和马牙	旧石器早期
云南元谋	烧骨、炭屑	旧石器早期
山西匼河	烧骨	旧石器早期
周口店第 13 地点	烧骨、炭屑	旧石器早期
周口店第 13A 地点	成堆的灰烬层	旧石器早期
周口店第 1 地点	烧骨、烧块、朴树籽；成堆的灰烬层	旧石器早期
辽宁营口金牛山	烧块、灰烬、烧骨、炭屑等	旧石器早期
辽宁本溪庙后山	灰烬层、炭骨	旧石器中期
周口店第 3 地点	烧骨	旧石器中期
周口店第 4 地点	灰烬层、烧骨、烧石、朴树籽	旧石器中期
辽宁海城仙人洞	人类用火遗址	旧石器中期
贵州桐梓岩灰洞	烧骨	旧石器中、晚期
贵州水城硝灰洞	灰烬、炭屑、烧骨、烧石等	旧石器中、晚期
宁夏灵武水洞沟	用火遗迹	旧石器晚期
山西朔县峙峪	烧石、烧骨	旧石器晚期

遗址名称	用火遗迹	时代
广西麒麟山头盖洞	灰块、烧骨等	旧石器晚期
云南呈贡龙潭山	烧炭、烧石、烧骨等	旧石器晚期
云南丘北黑箐龙	烧骨、烧石、炭屑	旧石器晚期
黑龙江哈尔滨顾乡屯	炭屑	旧石器晚期
河南南召小空山下洞	灰烬层	旧石器晚期

神话传说燧人氏钻木取火。韩非子《五蠹》:"上古之世……民食果蓏蚌蛤,腥臊恶臭,而伤害腹胃,民多疾病。有圣人作,钻燧取火,以化腥臊,而民说之,使王天下,号之曰燧人氏。"《白虎通》卷一:"钻木燧取火,教民熟食,养人利性,避臭去毒,谓之燧人也。"

火的使用对于人类的生存和发展具有非常重大的意义。首先,火种的发现和应用改善了人类茹毛饮血的饮食条件,人们吃熟食,缩短了食物咀嚼和消化过程,使身体的营养状况有了很大改善,促进了身体和头脑的发育;其次,防止了一些肠道传染病的发生——煮熟的食物不仅易于消化,而且消灭了许多传染病的病原菌,因而人类寿命逐渐增长、身体素质大大提高;第三,火葬能够消除尸体腐败,预防病菌流传,这对人类早期的卫生防疫事业起到了积极的作用。

第二节 巫医与疫病防治

远古时代,由于生产水平和认知能力有限,人们对很多自然现象不能理解,于是产生了一种"万物有灵"的原始宗教思想。原始人在原始逻辑思维指导下,幻想用自然的力量去战胜自然社会所遇到的一切灾害,于是巫术活动便由此产生。先民相信巫术是沟通神与人的桥梁,是驾驭自然的精神武器,因此,巫术成为原始社会的普遍宗教行为。

人们普遍认为疫病都是由鬼神作祟，巫者借用仪式、祝祷、诅咒等方法可达到驱鬼逐疫的效果。《山海经·大荒西经》："有灵山，巫咸、巫即、巫盼、巫彭、巫姑、巫真、巫礼、巫抵、巫谢、巫罗十巫，从此升降，百药爰在。"

汉代《说苑·辨物》："吾闻上古之为医者曰苗父，苗父之为医也，以菅为席，以刍为狗，北面而祝，发十言耳，诸扶而来者，舆而来者，皆平复如故。"

上古巫医在防治疫病方面起到了独特的作用。杨堃先生指出："我国古代原是巫、医并称的。到了春秋战国时期，巫和医才逐渐分开，但在一些地区，解放前还很流行。"巫医和巫师往往是一职两兼的，他们治病，常常一面使用巫术驱走鬼邪，一面用原始药物进行治疗。与巫术相关的一个重要实用方面为祝由术，当时能施行祝由之术的都是当时文化水平较高的人，他们都十分受人尊敬。

第三节 异兽与疫病防治

先秦文献《山海经》描述西王母："其状如人，豹尾虎齿而善啸，蓬发戴胜，是司天之厉及五残。"在这里，西王母以恐怖、森然的形象出现，其神职是司天之厉及五残。"天之厉及五残"是什么概念呢？厉，其中一种意思便是灾疫、瘟疫、传染病。"五残"指五残星，古代天文学中的凶星，是"五分毁败之征，大臣诛亡之象"。《山海经》中不仅有西王母这种现象级的瘟疫大神，还有几种和瘟疫有关的神奇动物可谓疫情"警报器"——如絜钩、蜚、跂踵、猴……

《山海经·东山经》："又南五百里，曰碱山，南临碱水，东望湖泽……有鸟焉，其状如凫而鼠尾，善登木，其名曰絜钩，见则其国多疫。"

《山海经·东山经》："又东北二百里，曰太山，上多金玉、桢木。有兽焉，其状如牛而白首，一目而蛇尾，其名曰蜚，行水则竭，行草则死，见则天下大疫。"晋代郭璞《山海经图赞》："蜚之为名，体似无害，所经枯竭，甚于鸩厉。"

《山海经·中山经》："又西二十里，曰复州之山，其木多檀，其阳多黄金。有鸟焉，其状如鸮，而一足彘尾，其名曰跂踵，见则其国大疫。"

《山海经·中山经》："又东南二十里，曰乐马之山。有兽焉，其状如彙，赤如丹火，其名曰㺋，见则其国大疫。"

如今，严重急性呼吸综合征让我们知道了吃果子狸会致病（图1-1）；新型冠状病毒肺炎让我们知道了自古的福兽蝙蝠原来也会带来灾厄。这两种小动物，原来也是现代疫情的"警报器"。

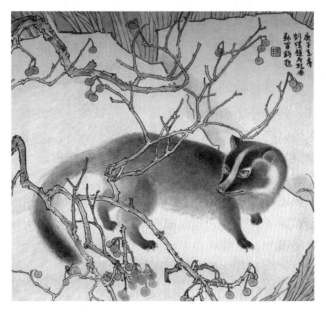

图1-1　果子狸

此外，《山海经》还介绍了可以预防和抵御瘟疫的异兽——篯鱼、青耕、三足鳖。

《山海经·东山经》："又南三百里，曰枸状之山，其上多金玉，其下多青碧石。……汜水出焉，而北流注于湖水；其中多箴鱼，其状如儵，其喙如箴，食之无疫疾。"箴鱼是传说中的一种鱼，是一种身体细长的小鱼，据说人吃了它的肉就不会染上瘟疫。

《山海经·中山经》："又西北一百里，曰堇理之山，其上多松柏，多美梓，其阴多丹雘，多金，其兽多豹虎。有鸟焉，其状如鹊，青身白喙，白目白尾，名曰青耕，可以御疫，其鸣自叫。"青耕是生长在堇理山上的神鸟，青身白喙，白色的眼睛，白色的尾巴，传说它可以抵御瘟疫，防止各种流行性疾病的蔓延，于是人们就把它当成一种吉祥的鸟儿。

《山海经·中山经》："又东南三十五里，曰从山，其上多松柏，其下多竹。从水出于其上，潜于其下，其中多三足鳖，枝尾，食之无蛊疫。"三足鳖是中国神话中的妖怪，最早见于《山海经》，食用可以逐蛊除疫。郭璞云："三足鳖曰能。"另一说，鲧死之后化为一种神兽，有两种变身，在旱地为黄熊，在水中则为黄能，是一种长着三条腿的灵龟。《述异记》："尧使鲧治洪水，不胜其任，遂诛鲧于羽山，化为黄能……黄能，即黄熊也。陆居曰熊，水居曰能。"黄能就是三足鳖。

《山海经·西山经》："又西百二十里，曰浮山，多盼木，枳叶而无伤，木虫居之。有草焉，名曰薰草，麻叶而方茎，赤华而黑实，臭如蘼芜，佩之可以已疠。"佩药也成了人们用以防疫的习俗。如屈原《离骚》："扈江离与辟芷兮，纫秋兰以为佩"，"朝饮木兰之坠露兮，夕餐秋菊之落英"，"户服艾以盈要兮，谓幽兰其不可佩"，"何昔日之芳草兮，今直为此萧艾也"。

参考文献

1. 周军. 谈谈旧石器遗址中的用火遗迹——兼论小空山下洞旧石器遗址中的灰烬层 [J]. 中原文物，1990（4）：127-129.

2. 山海经 [M]. 史礼心，李军，注. 北京：华夏出版社，2005.

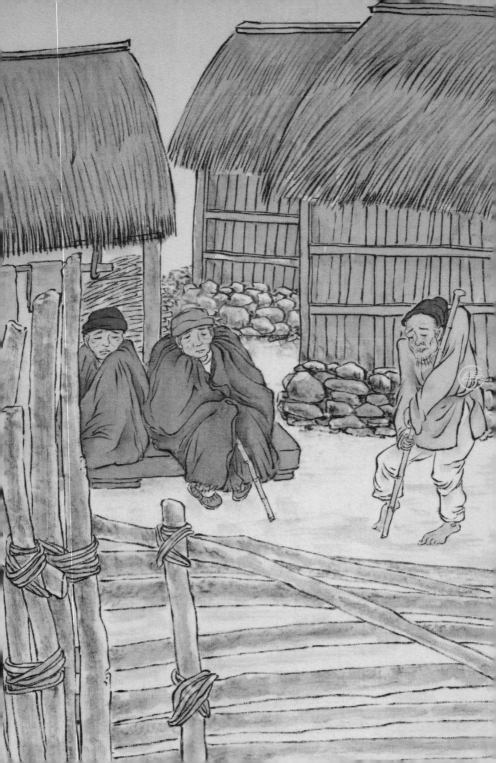

第二章

早期疫病认知与治疗：夏商周—秦汉

疫情的发生，从区域上而言，江浙、岭南、两湖地区疫病的发病率最高，传播也广泛。疫情发生的同时，也会与其他一些自然灾害互相关联，大灾往往有大疫，尤其是水灾。水灾之后，痢疾、霍乱、血吸虫病等都是常见的疫病；旱灾之后，呼吸道传染病也会发生；饥荒、地震、蝗害之后，也会产生疫病。

汉代以前很少有具体疫情的记载。先秦可考的有 6 次，分别在公元前 674 年（齐）、公元前 655 年（赵）、公元前 544 年（齐）、公元前 369 年（秦）、公元前 277 年（赵）和公元前 243 年。西汉时期有明确年代可考的也大致只有 10 次。到东汉时期，瘟疫不但流行次数猛增，间隔也变短，可谓是我国历史上疫病较为猖獗的时代，自公元 25 年至 220 年这 195 年间，史书上有记载的传染病就有 22 次，月份记录明确的 17 次，10 次发生于春季、4 次发生于冬季；地点可考的 21 次，有 11 次发生在南方地区，而又以荆州和扬州疫灾最为频繁。其次数之多，范围之广，程度之严重，都是中国历史上较为少见的现象。

当时称大流行传染病为"札"或"瘊"，散发性的传染病为"瘥"，专行于童稚者为"瘠"。如《左传》昭公十九年（前 523），郑国子产对晋国来宾说："郑国不天……札、瘥、夭、昏。"

范行准认为"札"本为木简编穿成册子的单位，以此形容疫死者积尸摆着有如成册之状。"列"与"札"同义，谓疫死之尸，可排列成行，有如旱死的稼苗之多，故"痫"亦称大疫。《公羊传》庄公二十年（前674）何休注曰："痫，民病疫也。"是说陈尸之多，后人常用"死亡枕藉"或"死者如堵"的文字以状之，当是"札""列"二字最恰当的解释。又有"渍""瘠""厉"为同义，均是说有传染之意。"渍"本以兽疫得名，与"𪗾"同义，引申为有传染之意的"渐渍"之义，此指死尸溃烂至仅存骷骨的过程。"瘠"是"肉腐为瘠"，亦作"殨"，用于死丧既多、不及收敛，尸臭蒸发，致传染而滋蔓，造成灭户空村的大疫，《周礼》有蜡氏掌除骴。"瘥"古多认为"小疫也"，本指行役者因传染病而死，患之为数不多，但幽王暴政"天方荐瘥，丧乱弘多"，连年都有小疫，积算起来死亡也很多。

小儿传染病为"昏"。"昏"本指未冠的儿童而言，故《左传》贾注曰："未名为昏。"其有病者，字亦作"瘖"或"殙"、"顝"。《广韵》云："殙，病也。又未立名而死。"即儿生未有名字而死之称。《诗经·大雅·桑柔》有"多我觏痻"之语，故泛指流行病。但除《左传》昭公十九年（前523）及《国语·周语》引用"札瘥夭昏"外，昭公二十年（前522）亦有"夭昏孤疾者"之语，并指未成年儿童疾病而言。且"痻"含头痛、头晕和发惊作痉一类证候。《说文解字注》歺部："殙，瞀也。"又页部："顝，系头殟也。"故《国语·周语》有"狂惑曰昏"之语。而《声类》则云："殟，欲死也。"由此可知，殙、殟之义相同。但其始盖并起于"牢温"，如上文所揭。此处所谓"痻"者，盖指小儿脑炎一类传染病而言，后始引申为一般疫病中有关头部的头痛、神识模糊和失语等病症，其后又称此类热性型传染病为"殟病"——"温病"及"瘟病"。

第一节　疫之由来

一、甲骨文记载

殷墟发现了 16 万余片甲骨，这些甲骨上的文字不少是与医学相关的，从一定程度上反映了商人对疾病、医药的认识。这些甲骨中，有 323 片、415 辞与疾病相关。在出土大批甲骨的殷墟，还发掘出了完善的下水道，说明城市已有公共卫生设施，有利于减少疫病发生。

甲骨文反映了商人对传染病、流行病有一些认识。如《甲骨卜辞合集》13 658 片上有"甲子卜，㱿，贞疒（疾）役不征（延）"的记载。甲骨文不乏"疾年""降疾""雨疾""疾疫"等记载："疾年"指该年份有疾病流行；"降疾"表示疾病仿佛是上天降下来一样；"雨疾"表示生病的人很多，疫病有如下雨一般。

卜辞有"疾，亡入"，意为不要接近患者，可能因为得的是疫病。在《小屯殷虚文字乙编》上，商代巫师向上天卜问，常有疫情之事的问卜，如商王是否染上瘟疫，卜问疫病是否会扩散流传，举行祓祭能祛除疫疾吗？疾病是蛔虫吗？多疾之年等记载，可以说是世界上已知最早的关于瘟疫的记载（距今 3000 多年）。

二、阴阳鬼神说

先秦时代，人们普遍将疫病视为瘟神作祟或阴阳失调所致。汉代疾疫被看作是灾异的一种，如果君王不明、德行不盛会引发疾疫，由此逐渐衍化为一种神秘的以灾异附会社会人事的灾异说。

由于当时医疗技术落后，因恶鬼造成疫病的看法十分普遍，祈祷逐疫去病的仪式也十分盛行。《尚书》上有"周公祷武王之疾而瘳"的说法。秦汉时期，民间逐渐兴起一种"追傩"的习俗，农历十二月底，立春前一天，动员数百名持桃弓棘矢、头缠红巾的童子，以奇怪的服装和动作驱除恶神。

对于阴阳失调，古人认为疫情的产生是由于"阴阳失位，寒暑错时，是故生疫"，只有顺应节气的规律作息才能避免。《礼记》中记载："孟春……行秋令，则其民大疫；……季春……行夏令，则民多疾疫；……仲夏……行秋令，……民殃于疫；……孟秋……行夏令，……民多疟疾。"

三、环境气候说

瘟疫有一定的自然环境因素。"疠疾，气不和之疾。"《后汉书·孝顺孝冲孝质帝纪》载："上干和气，疫疠为灾。"气候反常、寒暑错位是形成瘟疫环境条件的重要原因。《周礼·天官冢宰》《公羊传》等古籍都说明瘟疫流行的重要原因是气候反常。《淮南子》明确地说："季春……行夏令，则民多疾疫。"

根据我国著名气象学家竺可桢的研究，东汉中后期是我国历史上的一个寒期，到东汉后期天气转为极其寒冷，可见寒冷的天气是疫病发生最重要的自然原因。如《后汉书·苏竟杨厚列传》记载："四年，厚上言'今夏必盛寒，当有疾疫蝗虫之害'。是岁，果六州大蝗，疫气流行。"《后汉书·卓鲁魏刘列传》也有相应记载："自三月以来，阴寒不暖，物当化变而不被和气。《月令》：'孟夏断薄刑，出轻系。行秋令则苦雨数来，五谷不熟。'又曰：'仲夏挺重囚，益其食。行秋令则草木零落，人伤于疫。'"此外，寒冷的气候同时诱发了诸如蝗虫之类的自然灾害，使得本不乐观的疫情防控雪上加霜。如《后汉书》记载汉桓帝时期"觿灾并凑，蝗虫滋生，河水逆流，五星失次……人民疾疫"。

秦、西汉时期中原地区极为富有，"有过大面积的森林……到处都是郁郁葱葱，绿荫冉冉"，但是到了东汉中后期朝廷上下极尽奢华，"殚极土木，互相夸竞"（《后汉书》），可谓五步一楼，十步一阁；廊腰缦回，檐牙高啄；各抱地势，钩心斗角。这样的楼室就要砍伐大量木材来建造，生态环境因此被改变，由此病原微生物滋生，最终暴发瘟疫。

四、人口密集说

《山海经》"见则大兵"与"见则大疫"意义相同。医史学者范行准认为传染病被引起重视也正因为起于军队中发生传染病，由士兵服役而得，故称"役病"，因病加疒，后逐渐为"疫"。

当时战乱频发，军营人员密集，卫生条件差，加之战争造成兵士大片伤亡，又有高强度的行军，造成兵士疲惫，抵抗力下降，为此军营也是疫病发作的重点地区。建武十八年（42）马援征交阯，起初虽幸而获胜，但至建武二十年（44），军吏因瘴疫（恶性疟疾等传染病）死者达十之四五，终于失败；建武二十四年（48），马援又奉命出师镇压五溪蛮（今湖南常德、辰州一带少数民族）的起义，到了次年夏天，军中又发生了大疫，战士成千上百死亡，马援因感染瘴疫而死于军中。东汉末年的建安十三年（208），长江赤壁（今湖北省赤壁市西北）一带，曹操大军与孙权、刘备联军大战，失败的原因之一就是遇到了"大疫"。《三国志·魏书·武帝纪》："公至赤壁，与备战，不利。于是大疫，吏士多死者，乃引军还。"

东汉京师洛阳是当时全国的政治经济中心，人口众多。据史料记载，京师洛阳人口可达百万之多，为此京师是疫病的高发地带。

五、吃老鼠习惯

此外，当时有吃鼠肉的社会习俗。吃老鼠还有一个美称——"鼠朴"。《战国策》中记载"周人谓鼠未腊者为朴"，意思就是周人把没有风干的老鼠肉称作"朴"。战国时期《尹文子》记载了"周人怀璞"的故事：周人怀里藏着一块璞，向郑国的商人问道："你要买璞吗？"郑人说："我要买。"结果周人拿出璞，郑人一看原来是一块新鲜的老鼠肉，赶忙说不要了。

到了汉代，贵族们依旧保留着吃老鼠的习俗，河北满城西汉中山王妻窦绾墓中，南耳室放的一件有盖的陶壶中储藏的整鼠骨达百只，有社鼠、褐家鼠和大仓鼠3种，可能是作为食品随葬的。汉景帝阳陵墓的一个藏坑中有几块骨头是褐家鼠的骨头，专家认为，这个藏坑代表的是掌管帝王膳食的地方。考古挖掘中除了汉景帝和其子中山靖王刘胜墓中有鼠骨外，在广州南越王墓、湖南长沙马王堆汉墓、湖南沅陵虎溪山汉墓中均发现过鼠骨。

贵族吃老鼠肉，普通人也会食用老鼠充饥。《汉书·李广苏建传》记载苏武牧羊，匈奴人不供给食物，于是他挖掘野草、采掘果实、捕捉老鼠充饥。《三国志·魏书·臧洪传》中记载，将军臧洪在大兵围城之际，粮草供给不上，于是煮老鼠为食。这样的记载有很多。

在汉代以鼠入药，长沙马王堆三号西汉墓出土有帛书《五十二病方》，在治"诸伤"的药方中，有以鼢鼠入药的记录。鼢鼠即鼹鼠，《名医别录》云其"味咸，无毒，主痈疽、诸瘘、蚀恶疮、阴䘌、烂疮"。

第二节　瘟疫对社会的影响

一、社会动荡

史书往往用"大疫"来描述持续时间长、波及范围广、死亡人数众多的严重疫病。如《后汉书》记载的汉光武帝建武十三年（37）、建武十四年（38），江南会稽郡发生"大疫"，"死者万数"。东汉初年光武帝时期，史书上记载的疫病就有6次，平均发作次数大约是4年1次。东汉末年桓帝、灵帝和献帝时期，也是疫病的高发阶段，史料记载共计发生疫病12次。东汉末年的疫病大暴发，也是天下大乱、黄巾军起义的直接导火索。

政局不稳，政治黑暗，战乱频繁是造成东汉疫病流行的重要社会因素。《后汉书·方术列传下》载："时遭兵乱，疾疫大起。"兵乱之后，常常出现疫病流行。光武帝时期，王朝初建，战乱频发，朝廷忙于安稳政权而无暇顾及疫情；东汉末年桓灵二帝沉溺于酒色，外戚、宦官把持朝政，社会矛盾尖锐，朝廷内部斗争激烈，因而亦无暇顾及救灾；汉献帝建安时期，王室衰微，献帝安危都难以保证，军阀之间互相争斗，故疫情多发且严重。

二、人口锐减

"惟汉建宁，号政三年，三月戊午，甲寅中旬，痛哉可哀，许阿瞿身，年甫五岁，去离世荣。"汉灵帝建宁三年（170），一个体弱多病年仅五岁的幼童许阿瞿去世了，在他去世之后的171年、173年，《后汉书》以"大疫"来描述其时的状况。今南阳东关许阿瞿墓东、北有大批的汉代儿童瓦棺葬发现，虽然具体时期尚无法确定，但该区域出现如此多的儿童墓，表明了当时这一带儿童死亡率较高的事实，即抗疫病能力较差而导致的死亡率高。

成年人在面对疾疫这一天灾时，结果也依然不乐观。建安二十二年（217），"建安七子"死亡五人。如曹丕在《与吴质书》中云："昔年疾疫，亲故多离其灾，徐（徐干）、陈（陈琳）、应（应场）、刘（刘桢），一时俱逝，痛可言邪？"建安七子之中的王粲也死在了这一年，而他究竟是死于这次大疫，还是如《针灸甲乙经序》所说被张仲景断言为麻风病、却因无药眉落而死，在后世的考证纠纷中，成为了谜团……但不管怎么说，这一年，建安七子因为疫疾少了五人，真的从此成为绝唱。

《诗经·小雅·节南山》载周幽王时期"天方荐瘥，丧乱弘多"，汉郑玄笺："天气方今又重以疫病，长幼相乱而死丧甚大多也。"疫情严重，死伤人数众多，严重尤以献帝建安时期为甚。由于东汉时期社会生产力水平相对低下，医药卫生事业亦较为落后，加之社会政治因素，朝廷救灾不利，因而引发了患病群众大片死伤。如《后汉纪·孝安皇帝纪》记载："安帝初，天灾疫，百姓饥馑，死者相望，盗贼群起，四夷反叛。"张仲景《伤寒卒病论集》中说："余宗族素多，向余二百。建安纪年以来，犹未十稔，其死亡者，三分有二，伤寒十居其七。"曹植在回忆建安二十二年（217）的大疫时说："家家有僵尸之痛，室室有号泣之哀，或阖门而殪，或覆族而丧。或以为疫者，鬼神所作。"由此观之，东汉时期的疫病在程度上看较为严重，波及范围广。嬴秦至汉末（汉桓帝即位止）的近370年，各类灾害及瘟疫共有499次，可说每年不止一灾，可谓中国历史上的一个灾疫集中期。由于各类灾疫，东汉人口锐减：157年，当时全国人口为5 000多万人，到280年，统计人口仅剩余1 600多万，百余年间人口减少了近3/4。

三、一个习俗

南朝梁人吴均的《续齐谐记》，记载了东汉人桓景登上高山拜费长房为师，于九月初九得道返乡，祛除瘟疫的故事："汝南桓景，随费长房游学累年。长房谓曰九月九日汝家中当有灾，宜急去。令家人各作绛囊，盛茱萸以系臂，登高饮菊花酒，此祸可除。景如言举家登山。夕还，见鸡犬牛羊一时暴死。长房闻之曰，此可代也。今世人九日登高饮酒，妇人带茱萸囊，盖始于此。"

据说东汉时，汝南一带瘟魔为害，疫病流行。桓景拜道长费长房为师，学消灾救人的法术。九月初九日，瘟魔又要害人，其师嘱咐桓景回去搭救乡亲："九日离家登高，把茱萸装入红布袋，扎在胳膊上，喝菊花酒，即能战胜瘟魔。"桓景回家，遍告乡亲。九月九日那天，汝河汹涌澎湃，瘟魔来犯，但因菊花酒刺鼻，茱萸香刺心，难以接近。桓景挥剑斩瘟魔于山下。傍晚，人们返回家园，见家中鸡犬牛羊暴死，而人们因出门登高而免受灾殃。这个故事为重阳节登高注入了强身健体及避疫的内涵，得到了历朝历代民众的热烈响应而渐成习俗。至唐代，王维诗《九月九日忆山东兄弟》有云："遥知兄弟登高处，遍插茱萸少一人。"

第三节 抗疫对策

夏商周时期对疫情也有了更深的理解，产生了积极预防、居安思危的对待态度。如"虚邪贼风，避之有时""避之毒气"的预防主张，以及遮掩口鼻，隔离患者，饮用洁水，远避五毒等传染源。又如大家熟知的《周易·需卦》："《象》曰：'需于泥'，灾在外也；自我'致寇'，敬慎，不败也。"《周易·乾卦》："君子终日乾乾，夕惕若。厉（疠），无咎。"后代王弼解释："处于困难时期，君子要自强不息，不要像见到疫病一样害怕得不要命。如果时时警惕对待，艰苦奋斗，即使情况最后不很妙，但上天也不会归咎下来。"反过来看，即使有疫情，君子也要带头进行防治，不要在疫情面前惊慌失措，要防患于未然。如《尚书·商书·说命中》："惟事事乃其有备，有备无患。"这几千年的话不正是当下需要深刻反省的吗？当然，《周易》中也提出了很多治疗瘟疫的办法，如隔离措施，远避疫者，如"介疾有喜""遁遁""系遁，有疾厉（疠）"。

一、政府的疫病防控措施

面对疫情，政府并非坐以待毙，但是鉴于当时的科技水平低下，交通不便、通讯落后的现状，这些措施虽有缓解疫情的意义，但是在重大疫情面前，还是显得杯水车薪。

1. 专人巡视，供给医药

先秦时期的《周礼》中就载有专门的官员，"凡岁时有天患民病，则以节巡国中及郊野，而以王命施惠"，可见当时君主对百姓疾苦并非置若罔闻。此后历朝历代每逢疫情发生都会有类似的派遣，除此之外还会协同民间药局携手共济。

汉代《后汉书·第五钟离宋寒列传》记载："建武十四年，会稽大疫，死者万数，意独身自隐亲，经给医药，所部多蒙全济。"即在公元38年的大疫中，由官员钟离意组织，会稽郡地方政府向百姓发放医药，开启地方政府向人民提供医药服务的先河。在后期出现疫情的时候，东汉政府同样派出了专人巡视疫区，并提供医疗服务和药品。如《后汉书·张曹郑列传》记载永元四年（92），"时有疾疫，褒（即曹褒）巡行病徒，为致医药，经理馈粥，多蒙济活"。即便在东汉末期桓灵二帝执政阶段，面对疫情，中央政府同样派出了专人巡视疫区并提供医药。《后汉书》多次提到汉灵帝时，"大疫，使使者巡行，致医药"之类的事。

2. 隔离措施，杀毒灭虫

隔离是传染病防控中至关重要的措施。《睡虎地秦墓竹简·法律答问》说明早在秦国时期便已经有了将麻风病患者（图2-1）集中迁移到"疠所"居住的规定。汉代则有在瘟疫流行时收容和医治平民的机构，如《汉书》载"元始二年（2），旱蝗，民疾疫者，舍空邸第，为置医药"，足见汉代已经开始重视疫情的传染问题。《后汉书·皇甫张段列传》记载延熹五年（162）军中大疫，皇甫规亲自设立隔离区，及时隔离患病兵士，以控制疫情的蔓延——"明年，规因发其骑共讨陇右，而道路隔绝，军中大疫，死者十三四。规亲入庵庐，巡视将士，三军感悦"。庵庐即现代所说的用于隔离传染病患者的临时场所。

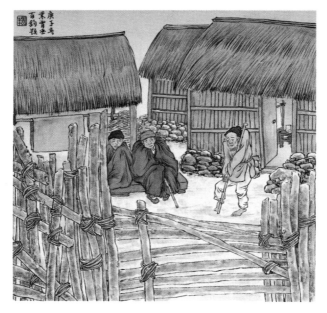

图2-1　古代麻风病患者

杀毒有专门的官员负责。先秦时期《周礼》载："蝈氏掌去蛙黾。焚牡菊，以灰洒之，则死。以其烟被之，则凡水虫无声。"当时负责这件事的官员在疫情暴发时期，责任是非常重大的。凡是国家消毒、灭虫的事情，都由他来负责执行。其实这种思维已经非常先进了，相当于现在的卫生防疫部门。

3．处理尸体，注意清洁

作为病原微生物寄生的主要载体，尸体的处理往往是关系疾疫控制的重中之重。政府设官员蜡氏掌理清除腐烂尸骨和朝廷有关掩埋弃尸的命令。《周礼·秋官司寇》："蜡氏掌除骴。凡国之大祭祀，令州里除不蠲，禁刑者，任人及凶服者，以及郊野，大师、大宾客亦如之。若有死于道路者，则令埋而置楬焉，书其日月焉，县其衣服、任器于有地之官，以待其人。掌凡国之骴禁。"先秦时期便有掩埋疫者无主尸身的做法，后世朝代效仿。

我国人民利用熏香以祛邪有着悠久的历史。《楚辞补注》记有"佩炜"，而佩炜就是佩戴香囊。《礼记》也有："鸡初鸣，咸盥漱，……皆佩容臭。"容臭，香物也。……后世香囊即其遗制。古墓发掘中各式各样殉葬品的熏炉也是这一遗制的发展。天汉二年（前99），"长安中大疫，宫人得疫"，烧了辟疫气的月支香以后，"宫中病者差"。古人殉丧以香料药物绝不只是图其气味香窜，而是积累了用以防虫、去蠹、祛邪的丰富经验，以防止尸体腐败、霉变。卢弼《三国志集解》卷六引《述征记》云："刘表（按：刘表死于208年）冢在高平郡，表子琮捣四方珍香药物数十石，着棺中，苏合消救之香莫不毕备。永嘉（307—313）中，郡人衡熙发其墓，表貌如生，香闻数十里，熙惧不敢犯。"《水经注》卷二十八云："城（襄阳）东门外二百步刘表墓，太康中为人所发，见表夫妻，其尸严然，颜色不异，犹如平生。墓中香气远闻三四里中，经月不歇。今坟冢及祠堂犹高显整顿。"（图2-2）

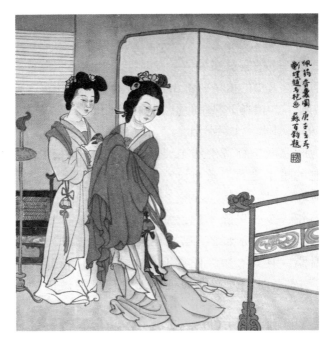

图 2-2　佩药香囊图

4. 减免赋税，减轻负担

面对疫情，东汉朝廷往往会以诏令的形式，指示地方政府减轻疫区百姓的佃租赋税，以安定民心，使民众得以休养。如《后汉书·孝桓帝纪》记载延熹九年（166）大疫，桓帝下诏减轻赋税，"其令大司农绝今岁调度征求，及前年所调未毕者，勿复收责。其灾旱盗贼之郡，勿收租，余郡悉半入"。

5. 赐民物资，提供棺木

免费给灾区提供基本生活用品。《后汉书》记载，桓帝时期"民有不能自振及流移者，禀谷如科"；汉献帝时期对瘟疫之后的鳏寡孤独者，政府可以给他"禀食终身"的特权。《汉书·平帝纪》记录了元始二年（2），"民疾疫者，舍空邸第，为置医药；赐死者一家六尸以上葬钱五千，四尸以上三千，二尸以上二千"。

《后汉书·孝安帝纪》载元初六年（119）会稽大疫时，汉安帝下令"遣光禄大夫将太医循行疾病，赐棺木，除田租、田赋"。

6. 四时变火，防腐藏冰

《周礼·夏官司马·小司马/司险》："司爟掌行火之政令，四时变国火以救时疾。"郑玄注："郑司农说以《邹子》曰：'春取榆柳之火，夏取枣杏之火，季夏取桑柘之火，秋取柞楢之火，冬取槐檀之火。'"贾公彦疏："火虽是一，四时以木为变，所以禳去时气之疾也。"孙诒让正义："谓五时各以其木为燧，钻以取火。《庄子·外物篇》云'木与木相摩则然'是也。"

古人防腐保鲜所用之冰是天然冰。当时的王室或朝廷都将其作为一件大事安排，设有专门机构和官吏主持管理。周代掌冰的官吏称为"凌人"，凌即是冰。冬天下令斩冰，主要是征调农民服此劳役。《诗经·豳风·七月》最后一节的"二之日凿冰冲冲，三之日纳于凌阴"，写的就是农民在冬天为王室采冰和藏冰之事。所采之冰块还得藏进凌阴（一般这些凌阴都修在河边山谷的背阴处）。凌阴即冰窖（图2-3）。"三其凌"是要求采冰必须达到预计用冰量的3倍。如果来年计划用冰10m³，那么，藏冰至少30m³。到了春天，便要开冰出窖。

由于生产力低下，西周的藏冰业还没有市场化，所藏之冰专供皇家御用、供王公贵族享用，一般的平民百姓根本就无法享受。周代人用冰，主要有三个方面。第一是给祭品保鲜。由于周代崇尚祭祀，每次祭祀都要杀大量的动物，为了防止这些动物腐坏，人们就将这些肉和冰放在一起，保证可以用最新鲜的祭品来祭祀祖先。第二是给食物、饮料降温。到了夏天，由于天气炎热，当时的人也会食用一些冰凉的食物和饮料以达到消夏的目的，他们会把食物和饮料放在一种叫缶的容器里，再将缶放在一种叫"冰鉴"的大盆里，以达到降温的目的，因此冰鉴也可以看作是一种古代的冰箱。除此之外，周人还会在人死后，将尸体和冰放在一起下葬，保护尸体在葬礼过程中不腐烂。

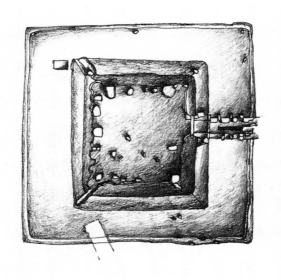

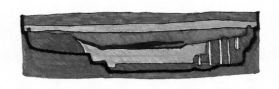

图 2-3　陕西省凤翔先秦凌阴遗址图

三国时期人们把专门藏冰的大冰窖叫作"幽馆"。曹子建的《大暑赋》中就有"积素冰于幽馆，气飞结而为霜"的诗句。

二、人们抗疫的良好愿景

1. 以符以傩 [nuó]，精神防疫

汉代进步的疫病观认为，疾疫的发生是天地之道和自然规律，主张用医药救治抗疫，并指出得了疫病后让患者喝符水和祈祷，无益于治病，是愚蠢之举。曹植《说疫气》对建安二十二年

病气流行的事件描述后，指出"愚民悬符厌之，亦可笑也"，说明民间盛行悬符厌胜，虽然现在看起来这个行动并没有采取实际的医疗方法，但实际上也是一种精神防疫。

当时影响力最大的莫过于方相氏大傩逐疫礼仪。先秦古人尚巫，《太平御览·礼仪部》卷九引西汉《礼纬》云："颛顼有三子，生而亡去为疫鬼，一居江水，是为虐鬼、魅鬼；一居人宫室区隅，善惊人小儿。于是常以正岁十二月，令礼官方相氏掌熊皮，黄金四目，玄衣缥裳，执戈扬盾，帅百隶及童子而时傩，以索室而驱疫鬼。"他们认为疫情的产生是颛顼死去的三个儿子中其中的一个化成瘟鬼所致，而方相氏可以驱疫避邪。《礼记·月令》云："命有司大傩，旁磔，出土牛，以送寒气。"秦汉都继承了大傩舞驱逐疫病的活动。《周礼·夏官司马·虎贲氏 / 道右》："方相氏掌蒙熊皮，黄金四目，玄衣朱裳，执戈扬盾，帅百隶而时傩，以索室驱疫。"汉代在腊月会举行傩戏，以驱逐恶鬼，迎接新的一年。《续汉书·礼仪志》云：汉宫"先腊一日，大傩，谓之逐疫"。今天河南南阳地区还可以见到以傩戏为主题的汉代画像石。1957 年，四川省成都市天回山东汉崖墓出土了一件陶方相氏俑，该俑仅剩头部，从残破的身躯得知，俑高约 1m，瞠目龇牙，口中吐出的长舌悬至腰下约有 56cm 长。这类俑多出现于四川地区东汉崖墓。不仅如此，民间还有诸多送瘟的习俗。

像石墓、嘉祥宋山、嘉祥村汉画像石中，多刻有羽人为披发患者针灸的内容，患者多排成一行，其他石刻还有蟾蜍抱臼、玉兔捣药的内容，被认为与其说是求神仙道德的体现，更不如说是疫病流行时人们祈盼神医仙药的思想流露。

2. 或佩或焚，芳香辟秽

古人在日常生活中，发现好多虫子害怕莽草，想到通过燃烧草药来熏，以实现预防。如《周礼》："翦氏掌除蠹物，以攻禜攻之。以莽草熏之，凡庶蛊之事。"现代研究认为，莽草有杀虫止痒、祛风止痛、消肿散结的功效。

除了用莽草，先秦时期还发现，炭灰也能杀死虫子。《周礼》："赤友氏掌除墙屋。以蜃炭攻之，以灰洒毒之。凡隙屋，除其狸虫。"

佩戴或焚烧香药以预防传染病古已有之。《山海经》载有薰草等7种药物，"佩之，可以已疠（疠）"。秦汉时期，帝王身旁常置香药，《史记·礼书》亦有记载。马王堆一号汉墓出土一批香囊、香枕，多由茅香、桂皮、花椒、高良姜、杜衡、辛夷、藁本、佩兰、干姜等香药制成，这些香药含有挥发油，气味芳香。现代实验研究证明，上述芳香药物在气态条件下或熏燃，多能达到空气消毒的作用，对病原微生物有着抑制甚至杀灭的作用。除佩戴外，还焚烧香药，如返魂香的故事——晋代张华《博物志》："汉武帝时，西域月氏贡返魂香三枚，大如燕卵，黑如桑葚，值长安大疫，西使请烧一枚辟之，宫中病者，闻之即起，香闻百里，数日不歇，疫死未三日，薰（熏）之皆活。"

3．清洁卫生，防疫习惯

生活措施上还有清洁。从发掘到的汉代文物"箕帚俑"来看，至少在汉代，城市中就已有了专门从事清洁卫生的职业人员。又据《后汉书·宦者列传》记载，在东汉时有毕岚"作翻车渴乌，施于桥西，用洒南北郊路"。翻车渴乌即是一种抽水洒水的器具，可以减少路面的尘土飞扬，保持道路的清洁。《庄子·外篇·天地》云："疠（麻风病）之人，夜半生其子，遽取火而视之，汲汲焉惟恐其似已也。"《仪礼·既夕礼》云："疾病，外内皆扫，彻亵衣，加新衣。"由此可知，当时已经认识到母婴传播、近距离传染、及时去除感染衣物的防治思想。《论语》《墨子》中亦载有清洁居所、饮用洁水、不吃生食等内容。汉代画像石、画像砖中常有"拥彗"立门的侍人像，体现的就是打扫屋子再请客的道理。

早起盥洗、漱口。《礼记·内则》云："鸡初鸣，咸盥漱。"古代童蒙教育也非常注重这一卫生习惯，如《管子》卷十九《弟子职》描述"少者之事，夜寐早作，既拚盥漱"。盥字甲骨文，是一上下结构的会意字，上面是手的象形，下面为一有水的盆，两者相合，像一只手放在盆里承水冲洗；造字表意就是在盆里洗手。《说文解字》曰："盥，澡手也。从臼、水，临皿。"那时洗手的器皿主要有两件，且是配套的：一件叫匜 [yí]，用来往手上浇水；一件是盘，用来接洗手洒下来的水。匜和盘都是盥洗用具，前者注水，后者承水，两者相互配套。先秦时期，匜、盘多以青铜制作，十分精美，这在先秦乃至秦汉的墓葬中常有发现。匜最早出现于西周中期，流行于西周晚期和春秋时期，其形制有点类似于现在的瓢，底部常铸有三足或四足。青铜器中的盘最早出现于商代早期，到战国时才逐渐消失。

被 [fú] 禊 [xì] 是汉代的特色习俗之一，反映了人民对于消除疫病、驱除不祥的美好愿景。正如《后汉书·礼仪上》记载："是月上巳，官民皆洁于东流水上，曰洗濯被除，去宿垢疢，为大洁。"东汉张衡的《南都赋》也有说明："暮春之禊，元巳之辰，方轨齐轸，被于阳滨。"在春天三月上旬的巳日，人们在水边举行被除不祥的祭祀礼仪，通过洗濯身体以达到消灾祈福的目的。东汉时期的被禊还借鉴了古代女巫用香草洗浴的传统，以香药沐浴，祛除疾病，辟鬼邪。

先秦时的人们已意识到家禽、牲畜和传染病的关系，因此开始实行人畜分离，为牲畜设立单独的"圈"。

卫生设施方面，在殷墟甲骨文中就有"圂 [hùn]"字，即为厕所，说明当时已有厕所的设立。又据东汉邯郸淳《笑林》记载，当时城市中，设有公共厕所"都厕"，这对于保持城市环境卫生、管理粪便，减少传染性疾病的发生无疑有着重要作用。

4. 饮食有节，薏苡胜瘴

古人对于饮用水源的保护也极为重视，例如为井加栏、上盖，以防止虫、鼠、人掉入，在疫病暴发时，也会将药物直接撒入井中用来防疫。东汉时，人们已养成不食病死牲畜的习惯，如张仲景《金匮要略·禽兽鱼虫禁忌并治》中便有"肉中有如米点者，不可食之""六畜自死，皆疫死，则有毒，不可食之"的记载。

"马援南征载薏苡。"东汉光武帝时期，一次著名的冤案使得军队预防瘴疫的药物薏苡载入了史册。建武十六年（40），交阯造反，光武帝派大将马援出任伏波将军讨伐，天气炎热，瘴雾弥漫，等到马援大胜回朝的时候，已经是 4 年以后。"军吏经瘴疫死者十四五"，每十个人出征的士兵中，就有四五个死于瘴疫。而马援最终能够带领过半士卒安全返回，其重要原因就是依靠一种特殊的中药——薏苡仁。《后汉书·马援列传》说："援在交阯（即今越南），常饵薏苡实，用能轻身省欲，以胜瘴气。南方薏苡实大，援欲以为种，军还，载之一车。"薏苡仁用药，最早载于《神农本草经》，言其"味甘，微寒，治筋急拘挛不可屈伸，风湿痹，下气。久服轻身益气"。薏苡仁有清热渗湿健脾的功效，正好适合岭南的湿热气候，可以起到预防保健的作用。至今，岭南一带仍然用薏苡仁煲粥、煲汤，来增强体质、预防疾病。马援的军队服用这些，用来胜瘴气是很有效果的，特别是对于那些因为不适应南方气候而患病的士兵来说，可以起到良好的效果，即使对于感染了疟疾等传染性疾病的士兵，在早期也有改善症状的作用。这就是马援的秘密武器。马援发现交阯本地所产的薏苡仁特别大，饱满犹如珍珠，疗效也特别好，视为珍宝，出于长远考虑，在返回京师的时候，特意满载了一车，准备尝试在北方栽种。世事难料的是，由于这些薏苡仁形似珍珠，居然有人以此来状告马援，说他带回来的一车是掠夺来的珠宝，这就是历史上有名的"薏苡明珠之谤"。而马援 62 岁时再次讨伐武陵造反的叛军，尽管取得了胜利，但终于也感染了瘴疟，不幸殉职。死后，由于"薏苡明珠之谤"甚至一度被剥夺了爵位，直到 30 年后才被平反昭雪。

5. 桃山有符，杨柳依依

除夕又称除夜，是古代人民驱除疫鬼的良好心愿。汉代高诱注《吕氏春秋·季冬纪》云："前岁一日，击鼓驱疫疠之鬼，谓之逐除，亦曰傩 [nuó]。"按岁除驱鬼，今各地有行有不行。汉时于腊前一日举行。如《后汉书·礼仪中》云："先腊一日大傩，谓之逐疫。……迄，设桃梗、郁儡、苇茭。"中国最早的门神是神荼、郁垒。据东汉王充《论衡·订鬼》引《山海经》，沧海度朔山上有棵大桃树，伸展三千里，其枝的东北曰鬼门，有万鬼出入；树上有神荼、郁垒兄弟俩，拿着苇索，有恶鬼就捆起来喂老虎；黄帝请他俩驱鬼，以桃木梗削神荼、郁垒的形象立在门上，并在门上悬挂苇索，称做"悬苇"。

《三辅黄图·桥》："霸桥，在长安东，跨水作桥，汉人送客至此桥，折柳赠别。"在我国民间，柳枝向来被视为降除瘟疫的象征，古典小说中的南海观音便是一手托净水瓶，一手拿柳枝为人间播洒甘露、祛病消灾的；战国时，医学家扁鹊就用柳叶熬膏治疗疔疮痈肿；三国时的"神医"华佗用柳枝治疗骨折。有一家医堂的秘传紫雪散用于治热病，处方很独特，需要黄金百两、滑石三斤、石膏二斤、磁石三斤，加清水一斛，煮至四斗，去渣加沉香、升麻、元参等再煎，煮至一斗五升，去渣再加元明粉等用微火煎，用新鲜柳木搅拌，至水变墨，最后加入羚羊角、牛黄等细料，才算制成。柳枝搅拌并非故弄玄虚，因为柳枝中含有水杨酸，也就是阿司匹林的主要成分。医学工作者发现，阿司匹林发挥解热镇痛的作用是因为其可抑制前列腺素的生成。在春天，不管顺插，还是倒插杨柳树枝，都可存活，正因为柳树具有顽强的适应能力，所以我国古代有折柳送客的礼仪，用柳祝福远行的人。

6. 橘井泉香，药王邳彤

医学史上"橘井泉香"这一故事典出西汉刘向所撰的《列仙传》之《苏耽传》。清代陈梦雷《古今图书集成》将其收入《医术名流列传》之中，流传甚广。苏耽在汉文帝的时候受天命为天仙，天上的仪仗队降落苏宅迎接苏耽。苏耽在辞别母亲、超脱凡俗时告知母亲："明年天下将流行瘟疫，咱们家庭院中的井水和橘树能治疗瘟疫。患瘟疫的人，给他井水一升，橘叶一枚，吃下

橘叶、喝下井水就能治愈了。"后来果然像他所说的那样，前来求取井水、橘叶的人很多，都被治愈了。（图2-4）

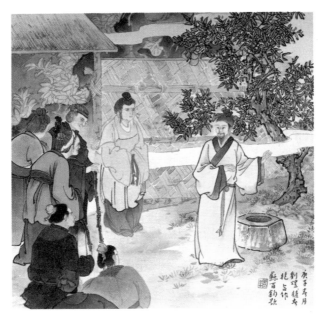

图2-4 橘井泉香

关于汉代的人物还有一个邳彤。目前全国药王庙里，供奉的汉代药王是一位不会看病的将军的，就是河北安国。河北省安国市，自宋代起就是著名的中药材集散地，故又有"药都"之美称。"药都"自然少不了"药王庙"。可是，与别处的药王庙不同，此庙供奉的"药王"，却不是什么"医圣"，而是一位不会看病的将军。这是怎么回事呢？安国药王庙坐落于安国市城南，相传始建于北宋太平兴国年间（976—984），至今已有千年的历史。庙里供奉的药王是邳彤。邳彤出生时间无史载，但他卒于公元30年有史可查。他是信都郡信都县（今河北省衡水市冀州区）人，是东汉初期赫赫有名的云台二十八将之一。《后汉书·任李万邳刘耿列传》用 800 余字介绍了邳彤的生平事迹，称赞他是"一言可以兴邦"的俊杰，为刘秀打天下立下了汗马功劳。可是，对于邳彤生前到过哪些地方、去世后又葬在何地，史书上却没有明确记载，对其是否精通医术更是只字未提。这不禁让人产生了疑问，邳彤身为东汉开国初年的一名武将，怎么就成了安国药王庙的药王了呢？光绪年间的《畿辅通志》卷一百七十五中记载："邳彤庙在南门外，俗称为皮场庙，即药王也。自宋迄今有疾者，祷之即愈。宋咸淳六年加封'明灵昭惠显佑王'。"至少到了清代，邳彤才被人为地附会成一名神医——皮场庙和邳彤庙在民间因为"皮"和"邳"音的相近，以讹传讹，再加上有疾者祷之即愈的传说，人们误传邳彤懂医术。

第四节　医学文献与防疫

一、甲骨卜辞

由于当时的人们对疫情并不了解，多以巫术治病，或以鱼、枣子为药。如甲骨卜辞："丙戌卜，贞：疒，用鱼。""甲戌卜，贞：有瘧（疟），秉枣。"中医认为鱼有"行水"之性，可治感染疫病的腹部不适症；枣味甘平，安中养脾，可治心腹邪气，亦可用治疟。

二、《神农本草经》

《神农本草经》明确指出木香能"辟毒疫温鬼"、升麻"主解百毒……辟瘟疫"。

升麻，味辛、甘，性微寒，功能清热解毒，发表透疹，升阳举陷，主治时疫火毒等。现代药理研究表明，升麻对人体免疫功能有重要影响，能增强淋巴细胞的活性，能诱导淋巴细胞产生干扰素，有促进淋巴细胞转化的作用。

三、《黄帝内经》

秦汉时期，在传统哲学思维的指导下，中医药学趋于成熟，在实践经验的基础上形成了防病治病的理论和技术体系。中医经典《黄帝内经》中有完整的疫病防治思想，包括"五运六气"致病观、"正气存内，邪不可干"的防疫观和"不治已病治未病"的防治观等。"五运六气"理论构建了推衍疫病发生的宏观预测体系，在今天看来其精华实质在于探索影响人体发病的内外因素。外因是否导致发病，又取决于内因"正气"，即人体的体质与抵抗力，所以增强正气可以预防疾病。人们应该在发病之前加强预防，或者在发病早期及早治疗，或者治疗后防止复发。如《素问·刺法论》说："五疫之至，皆相染易，无问大小，病状相似，不施救疗，如何可得不相移易者?"《素问·四气调神大论》中说："圣人不治已病治未病，……夫病已成而后药之，乱已成而后治之，譬犹渴而穿井，斗而铸锥，不亦晚乎?"《灵枢·逆顺》也说："上工治未病不治已病。"

《黄帝内经》把一年分为四季、七十二候，详细记录了每一候的特点和人体生理的正常反应。如"从其气则和，违其气则病"。其中《天元纪大论》《五运行大论》《气交变大论》等章节，将人体健康和天、地环境的运行变化做了较为系统的阐述。这些都具体体现了唯物辩证法的观点。其他古史文献都与《黄帝内经》的思路有相似性，如《吕氏春秋》说："孟春……行秋令，则民大疫"；"季春……行夏令，则民多疾疫"；"仲夏……行秋令，……民殃于疫"。

《素问·刺法论》："黄帝曰：余闻五疫之至，皆相染易，无问大小，病状相似，不施救疗，如何可得不相移易者? 岐伯曰：不相染者，正气存内，邪不可干，避其毒气。"也提醒隔离的重要性。

四、张仲景《伤寒杂病论》

东汉时期的著名医学家张仲景，在与疫病的长期斗争中，将自身对于疾病的诊治经验写就《伤寒杂病论》一书。这里的"伤寒"是指一切发热性外感病，包括了当时大部分急性传染病，其中方子在当世被尊称为"经方"。张仲景"勤求古训，博采众方"著成《伤寒杂病论》，动机来自于其家族200多人中有140余人死于伤寒。后因战乱，《伤寒杂病论》原著无处可寻，后人在整理时，将其中的伤寒部分整理而成《伤寒论》（图2-5），而杂病部分曾一度失传，后经北宋林亿等整理，将其命名为《金匮要略》（图2-6）。该书基于当时流行肆虐的疫病而作。

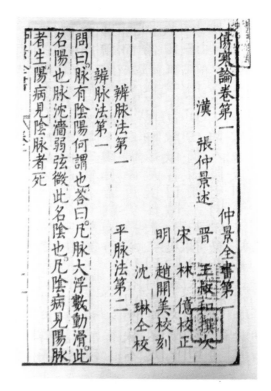

图2-5 明·赵开美影宋刻本《伤寒论》

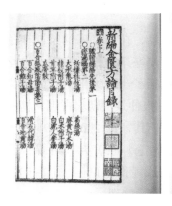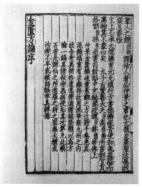

图 2-6　元·邓珍本《金匮要略方论》

五石散最早由仲景发明，其本意是用于伤寒患者的治疗，利用石钟乳、石硫黄、白石英、紫石英和赤石脂等 5 种石类药燥热之功治疗伤寒病证，但是到了汉末乃至魏晋时期，却成了士大夫们防疫且追求长寿的良方，甚至在某种层面上还成为了富裕和高贵的象征。东汉末年创作的诗歌中对五石散就有相应的记载，如在《古诗十九首》的《驱车上东门》一诗中得到了展示——"驱车上东门，遥望郭北墓。白杨何萧萧，松柏夹广路。下有陈死人，杳杳即长暮。潜寐黄泉下，千载永不寤。浩浩阴阳移，年命如朝露。人生忽如寄，寿无金石固。万岁更相送，贤圣莫能度。服食求神仙，多为药所误。不如饮美酒，被服纨与素"，可见当时的习俗认为五石散可以很好地防止疫病的侵袭。当然以现在的观点看，这一习俗无疑非常荒唐，对人体百害而无一利。

第一，东汉时期的疫病属于寒疫范畴。如前文所说，当时处在一个较为寒冷的阶段，自然环境恶劣。如仲景所言，当时患者发病时的症状以恶寒发热、头项强痛为主，其病机可认为是外感风寒、风寒束表，故以"伤寒"而得名。此外，仲景还认为，伤寒之病若迁延不愈，或失治误治，则寒邪可入里化热，或热结肠腑，或热盛伤津，出现各种变证。

第二，仲景开创了辨证论治的先河。在《伤寒论》中，仲景提出了六经辨证体系。根据外感病的发生、发展阶段，综合发病的病因病机、正气盛衰、脏腑经络和气血阴阳的情况，将各类症状综合概括为 6 个基本证型——太阳病、少阳病、阳明病、太阴病、少阴病、厥阴病。这 6 种基本证候是辨证论治的纲领，即以六经论治伤寒。由于六经包含三阳经和三阴经，较为客观地反映了外感疾病由外入里、由表及里、由浅入深、由轻到重的传变规律，并且将疾病的发生发展与相关脏腑经络相连，可谓当时医学的一大飞跃。

第三，强调解表的作用。寒邪由外而入，由表及里，为此寒邪初犯人体时，多停留于肌肤腠理，属表证，应解表达邪。仲景在《伤寒论》中批判了时医滥用吐、下之法的弊端，提出以汗法解表。如"太阳病，头痛发热，身疼腰痛，骨节疼痛，恶风无汗而喘者，麻黄汤主之"。以麻黄汤发汗解表，以开腠理，使外感之邪随汗而解。但是仲景使用汗法亦较为谨慎，强调"发汗多，若重发汗者，亡其阳，谵语，脉短者死，脉自和者不死"，认为发汗应适度。

2020 年 2 月 6 日，国家卫生健康委员会办公厅与国家中医药管理局办公室联合发布《关于推荐在中西医结合救治新型冠状病毒感染的肺炎中使用"清肺排毒汤"的通知》。通知中推荐的清肺排毒汤，主要包含四方——麻杏石甘汤、射干麻黄汤、小柴胡汤、五苓散。四方皆出自《伤寒杂病论》。仲景之方，灵活化裁，用法得当，当是可治伤寒（瘟疫）的良方。

参考文献

1. 胡厚宣. 甲骨文合集（第五册）[M]. 北京：中华书局，1982：1929.

2. 范行准. 中国病史新义 [M]. 伊广谦，等整理. 北京：中医古籍出版社，1989.

3.（宋）范晔. 后汉书 [M].（唐）李贤，等注. 北京：中华书局，1965.

4.（梁）吴均. 续齐谐记 [M]//（前秦）王嘉，等撰. 拾遗记（外三种）. 王根林，等校点. 上海：上海古籍出版社，2012：229.

5. 张琦，侯旭东. 汉景帝不吃老鼠吗？——我们如何看待过去 [J]. 史学月刊，2019（10）：47–55.

6. 王元林，孙廷林. 皮场大王信仰源流考 [J]. 中国史研究，2017（4）：171–186.

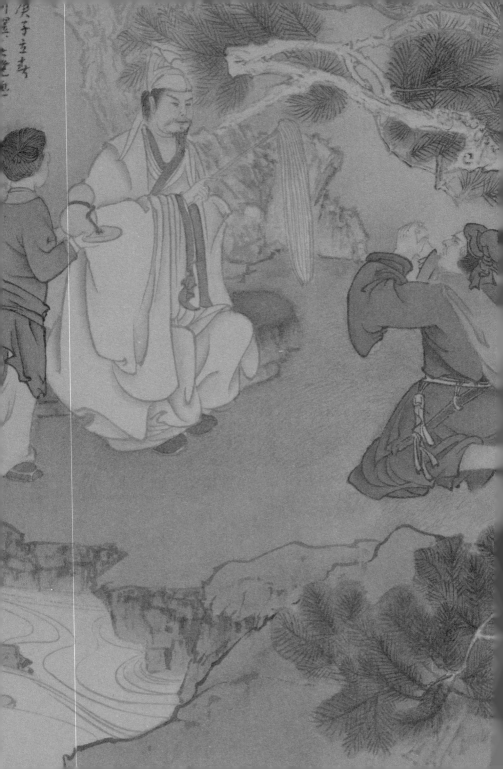

第三章

三国至隋唐时期之疫

　　三国两晋南北朝（220—589）和隋唐时期（581—907），在医学史或社会医疗史中，又可称为中古时期。其中特别是三国两晋南北朝时期，天灾人祸不断，中国古代社会进入第一次疫情高峰期。疫病的广泛流行，对人口、经济、军事、政治、社会风俗等方面产生了深刻的影响。朝廷官府，采取罪己诏、隔离、医疗、恤葬、减赋、禁令、祈福、迁都等举措以应对疫情的挑战。在疫病的严峻要求下，医药学者不仅继承着东汉末年张仲景《伤寒杂病论》的理法方药，并且积累了大量的实践经验，从而也形成了新的理论认识，对后世疫病学的理论与实践产生着全面而深远的影响。

第一节 疫病概况

"大疫""死者万数""死者大半""死者十八九"等等触目惊心的字眼，在这一时期的史料中不断跳出。本节首先以列表的方式，梳理中古时期的主要疫病流行情况，试图表达对当时疫病的真实触感。其次阐述疫病对这一时期的人口、经济、军事、政治、社会风俗等多方面影响，以期描摹疫病留下的历史余震。

一、疫病流行

（一）三国两晋南北朝

东汉末年直到隋初，华夏大地饱受苦难。

这一时期政权更迭频繁，社会动荡，战争不断。并且北方少数民族纷纷内迁，使得人口较长时间处于大规模流动状态。

更有甚者，生态环境和居处环境也较前代更为恶化。人为活动破坏了森林植被。华北地带少数山区甚至出现"上无草木"的荒凉景象。这一时期气候也出现严重异常，较长时间的寒冷和高湿，为疫病的发生造就了适宜的"温床"。

简而言之，三国两晋南北朝时期，天灾和人祸共同引爆了大规模疫情，中国古代社会进入第一次疫情高峰期。史书记载，这段时期疫病出现仍频，影响不小，动辄几年一发，死伤过半。（表3-1～表3-4）

表3-1 三国时期疫病流行史料一览表

朝代	年代	疫情	出处
三国（220—280）	222（魏文帝黄初三年壬寅）	（夏侯）尚率诸军与曹真共围江陵……城未拔，会大疫，诏敕尚引诸军还	《三国志·魏书·诸夏侯曹传》

续表

朝代	年代	疫情	出处
三国 （220—280）	223（魏文帝黄初四年癸卯）	三月，宛、许大疫，死者万数	《宋书·志第二十四·五行五》
	234（魏明帝青龙二年甲寅）	四月，大疫	《三国志·魏书·明帝纪》
		是年，夏及冬，大疫	《晋书·志第三·天文下》
	235（魏明帝青龙三年乙卯）	正月，京都大疫	《三国志·魏书·明帝纪》
	242（魏齐王正始三年壬戌）	是岁大疫	《三国志·吴书·吴主传》
	253（魏齐王嘉平五年癸酉）	四月，（诸葛恪）围新城，大疫，兵卒死者大半	《三国志·吴书·三嗣主传》

表3-2　西晋时期疫病流行史料一览表

朝代	年代	疫情	出处
西晋 （265—317）	268（晋武帝泰始四年戊子）	六月壬寅，太白犯舆鬼。占曰："民大疾，死不收。"其年，普天大疫	《宋书·志第十六·天文四》
	274（晋武帝泰始十年甲午）	大疫，吴土亦同	《宋书·志第二十四·五行五》
	275（晋武帝咸宁元年乙未）	十一月，大疫，京都死者十万人	《宋书·志第二十四·五行五》
		十二月，是月大疫，洛阳死者大半	《晋书·帝纪第三》
	276（晋武帝咸宁二年丙申）	正月，以疾疫废朝	《晋书·帝纪第三》
	282（晋武帝太康三年壬寅）	春，疫	《宋书·志第二十四·五行五》
	291（晋惠帝元康元年辛亥）	七月，雍州大旱，殒霜疾疫。关中饥，米斛万钱	《宋书·志第二十一·五行二》
	292（晋惠帝元康二年壬子）	十一月，大疫	《晋书·帝纪第四》

朝代	年代	疫情	出处
西晋 （265—317）	296（晋惠帝元康六年丙辰）	十一月，关中饥，大疫	《晋书·帝纪第四》
	297（晋惠帝元康七年丁巳）	七月，雍、梁州（按：《晋书·志第十八·五行中》作"秦、雍州"）疫	《晋书·帝纪第四》
	308（晋怀帝永嘉二年戊辰）	（李雄）遣李国、李云等率众二万寇汉中，尽徙汉中人于蜀。先是，南土频岁饥疫，死者十万计	《晋书·载记第二十一》
	310（晋怀帝永嘉四年庚午）	五月，秦、雍州饥疫至秋	《宋书·志第二十四·五行五》
	311（晋怀帝永嘉五年辛未）	正月，（石勒）军中饥疫，死者大半，乃渡沔，寇江夏	《资治通鉴·晋纪九》
	312（晋怀帝永嘉六年壬申）	（二月，石）勒于葛陂缮室宇，课农造舟，将寇建邺。会霖雨历三月不止，元帝使诸将率江南之众大集寿春。勒军中饥疫死者大半。（张）宾曰："天降霖雨方数百里，示将军不应留也"	《晋书·载记第四》

表 3-3　东晋时期疫病流行史料一览表

朝代	年代	疫情	出处
东晋 （317—420）	322（晋元帝永昌元年壬午）	十月，大疫，死者十二三。京师大雾，黑气蔽天，日月无光	《晋书·帝纪第六》
		十一月，大疫，死者十二三，河朔亦同	《宋书·志第二十四·五行五》
	330（晋成帝咸和五年庚寅）	五月，旱，且饥疫	《晋书·帝纪第七》

续表

朝代	年代	疫情	出处
东晋（317—420）	338（晋成帝咸康四年戊戌）	八月，蜀中久雨，百姓饥疫	《资治通鉴·晋纪十八》
	350（晋穆帝永和六年庚戌）	是岁，大疫	《晋书·帝纪第八》
	369（晋海西公太和四年己巳）	冬，大疫	《宋书·志第二十四·五行五》
	379（晋孝武帝太元四年己卯）	三月，大疫	《晋书·帝纪第九》
	380（晋孝武帝太元五年庚辰）	五月，自冬大疫，至于此夏，多绝户者	《宋书·志第二十四·五行五》
	397（晋安帝隆安元年丁酉）	八月丙寅朔，（北魏）帝进军九门。时大疫，人马牛死者十五六	《北史·魏本纪第一》
	405（晋安帝义熙元年乙巳）	十月，大疫，发赤斑乃愈	《宋书·志第二十四·五行五》
	411（晋安帝义熙七年辛亥）	春，大疫	《宋书·志第二十四·五行五》

表 3-4　南北朝时期疫病流行史料一览表

朝代	年代	疫情	出处
南北朝（420—589）	427（宋文帝元嘉四年丁卯）	五月，京都疾疫	《宋书·志第二十四·五行五》
	428（宋文帝元嘉五年戊辰）	春，大旱，（王）弘引咎逊位，曰："顷阴阳隔并，亢旱成灾，秋无严霜，冬无积雪，疾疠之气，弥历四时"	《宋书·列传第二》
	447（宋文帝元嘉二十四年丁亥）	六月，京邑疫疠	《宋书·本纪第五》
	451（宋文帝元嘉二十八年辛卯）	三月，（宋）大旱。四月，都下疾疫，使巡省给医药	《南史·宋本纪中》

续表

朝代	年代	疫情	出处
南北朝 （420—589）	457（宋孝武帝大明元年丁酉）	四月，（宋）京邑疾疫	《宋书·本纪第六》
	460（宋孝武帝大明四年庚子）	四月，（宋）京邑疾疫	《宋书·志第二十四·五行五》
		四月辛酉，（宋）诏曰：都邑节气未调，疠疫犹众。言念民瘼，情有矜伤，可遣使存问，并给医药，其死亡者，随宜恤赡	《宋书·本纪第六》
		（北魏）八月，西征诸军至西平，什寅走保南山。九月，诸军济河追之，遇瘴气，多有疫疾，乃引军还；获畜二十余万	《魏书·帝纪第五·高宗纪》
	468（宋明帝泰始四年戊申）	十月，豫州疫，民死十四五万	《魏书·志第十七·灵征八上》
	501（南齐和帝中兴元年辛巳）	七月（郢城降），初，郢城之闭，将佐文武男女口十余万人，疾疫流肿死者十七八。及城开，高祖并加隐恤，其死者命给棺椁	《梁书·本纪第一·武帝上》
	503（梁武帝天监二年癸未）	六月丁亥，诏以东阳、信安、安丰三县水潦，漂损居民赀业，遣使周履，量蠲课调。是夏多疠疫	《梁书·本纪第二·武帝中》
	504（梁武帝天监三年甲申）	是岁多疾疫	《梁书·本纪第二·武帝中》
	510（梁武帝天监九年庚寅）	（北魏）夏四月，平阳郡之禽昌、襄陵二县大疫，自正月至此月，死者二千七百三十人。五月丁亥，诏以冀、定二州旱俭，开仓赈恤	《魏书·帝纪第八·世宗纪》

（二）隋唐时期

隋代结束了南北朝的纷乱，国家再次统一。而后的唐代更是有"贞观之治"的盛况，社会较为安定。因此，这一时期疾疫发生频率相对魏晋时期也有所减少。这其中既有气候变化的原因，也有人祸减少的因素。

其中较为重大的疫病，隋代有：

1. 隋文帝开皇二年（582），"饥疫死亡，人畜相半"。

2. 隋文帝开皇十八年（598），汉王军中，"死者十八九"。

3. 隋炀帝大业八年（612），"大旱疫，人多死，山东尤甚"。

唐代有：

1. 唐太宗贞观十年（636），"关内、河东大疫"。

2. 唐太宗贞观十五年至二十二年（641—648），泽州、谷、庐、濠、卿州等多地疫情。

3. 唐高宗永徽六年（655），"楚州大疫"。

4. 唐高宗永淳元年（682），"冬，大疫"。

5. 唐代宗宝应元年（762），"江东大疫，死者过半"，疫死者来不及安葬，只能简单埋葬。

6. 唐德宗贞元六年（790），"夏，淮南、浙东西、福建等道旱，井泉多涸，人渴乏，疫死者众"。

7. 唐宪宗元和元年（806），"浙东大疫，死者大半"。

8. 唐文宗大和六年（832），"春，剑南饥，自剑南至浙西大疫"；大和九年（835），"江淮间数年以来，水旱疾疫，凋伤颇甚，愁叹未平"。

9. 唐文宗开成五年（840），"夏，福、建、台、明四州疫"。

10. 唐宣宗大中六年（852），"近者江淮数道，因之以水旱，加之以疾疠，流亡转徙，十室九空"。

11. 唐昭宗大顺元年至唐昭宗景福元年（890—892），"会大疫，死人相藉"，"军中疫疠死者十三四"，"士卒大疫"。

以上摘录的是隋唐两代死伤情况较重的大疫相关记载。有关隋唐瘟疫的史料远多于此，具体统计见表 3-5、表 3-6。

表 3-5　隋代疫病流行史料一览表

朝代	年代	疫情	出处
隋代（581—618）	582（隋文帝开皇二年壬寅）	（冬，突厥五可汗率四万众自木硖、石门等道入寇），天子震怒，下诏曰：……彼地咎征妖作，……每冬雷震，触地火生，种类资给，惟借水草。去岁四时，竟无雨雪，川枯蝗暴，卉木烧尽，饥疫死亡，人畜相半	《隋书·列传第四十九》
	590（隋文帝开皇十年庚戌）	长安疾疫，隋文帝闻（徐孝克）其名行，召令于尚书都堂讲《金刚般若经》	《陈书·列传第二十》
	598（隋文帝开皇十八年戊午）	六月丙寅，汉王谅军出临渝关，值水潦，馈运不继，军中乏食，复遇疾疫	《资治通鉴·隋纪二》
		九月己丑，汉王谅师遇疾疫而旋，死者十八九	《隋书·帝纪第二·高祖下》
		会议伐辽东，（高）颎固谏不可。上不从，以颎为元帅长史，从汉王征辽东，遇霖潦疾疫，不利而还	《隋书·列传第六》
	612（隋炀帝大业八年壬申）	是岁，大旱疫，人多死，山东尤甚	《北史·隋本纪下》

表3-6　唐代疫病流行史料一览表

朝代	年代	疫情	出处
唐代（618—907）	636（唐太宗贞观十年丙申）	关内、河东大疫	《新唐书·志第二十六·五行三》
	641（唐太宗贞观十五年辛丑）	三月，泽州疫	《新唐书·志第二十六·五行三》
	642（唐太宗贞观十六年壬寅）	夏，谷、泾、徐、戴、虢五州疫	《新唐书·志第二十六·五行三》
	644（唐太宗贞观十八年甲辰）	庐、濠、巴、普、郴五州疫	《新唐书·志第二十六·五行三》
	648（唐太宗贞观二十二年戊申）	卿州大疫	《新唐书·志第二十六·五行三》
	655（唐高宗永徽六年乙卯）	三月，楚州大疫	《新唐书·志第二十六·五行三》
	682（唐高宗永淳元年壬午）	冬，大疫	《新唐书·志第二十六·五行三》
	754（唐玄宗天宝十三年甲午）	六月乙丑朔日有食之不尽如钩。侍御史剑南留后李宓，将兵七万，击南诏阁罗凤，诱之深入至大和城，闭壁不战。宓粮尽，士卒罹瘴疫，及饥死什七八乃引还	《资治通鉴·唐纪三十三》
	762（唐代宗宝应元年壬寅）	十月，诏浙江水旱，百姓重困，州县勿辄科率，民疫死不能葬者为瘗之	《新唐书·本纪第六》
		江东大疫，死者过半	《新唐书·志第二十六·五行三》
	790（唐德宗贞元六年庚午）	夏，淮南、浙东西、福建等道旱，井泉多涸，人渴乏，疫死者众	《旧唐书·本纪第十三·德宗下》
		淮南、浙西、福建道疫	《新唐书·志第二十六·五行三》

续表

朝代	年代	疫情	出处
唐代 （618—907）	806（唐宪宗元和元年丙戌）	浙东大疫，死者大半	《新唐书·志第二十六·五行三》
	832（唐文宗大和六年壬子）	春，剑南饥，自剑南至浙西大疫	《新唐书·志第二十六·五行三》
	835（唐文宗大和九年乙卯）	十二月，左仆射令狐楚奏新置榷茶使额：伏以江淮间数年以来，水旱疾疫，凋伤颇甚，愁叹未平。今夏及秋，稍较丰稔。方须惠恤，各使安存	《旧唐书·志第二十九·食货下》
	840（唐文宗开成五年庚申）	夏，福、建、台、明四州疫	《新唐书·志第二十六·五行三》
	852（唐宣宗大中六年壬申）	近者江淮数道，因之以水旱，加之以疾疠，流亡转徙，十室九空……尚思灾疫之后，闾里未安，须更申明，用示优轸。应扬、润、庐、寿、滁、和、宣、楚、濠、泗、光、宿等州……或今年合征两税钱物，量百姓疾疫处，各委逐州准分数，于上供留州留使三色钱内均摊放免	《全唐文》（卷八十一宣宗《赈恤江淮百姓德音》）
	869（唐懿宗咸通十年己丑）	六月，宣、歙、两浙疫	《新唐书·志第二十六·五行三》
	879（唐僖宗乾符六年己亥）	十月，黄巢在岭南，士卒罹瘴疫，死者什三四	《资治通鉴·唐纪六十九》
	890（唐昭宗大顺元年庚戌）	敬瑄战浣花不胜，明日复战，将士皆为（王）建俘，城中谋降者，令孜支解之以怖众。会大疫，死人相藉	《新唐书·列传第一百四十九下》

朝代	年代	疫情	出处
唐代 （618—907）	891（唐昭宗大顺二年辛亥）	是春，淮南大饥，军中疫疠死者十三四	《旧唐书·本纪第二十上》
	892（唐昭宗景福元年壬子）	五月，张训屯安吉，断其粮道，（孙）儒食尽，士卒大疫	《资治通鉴·唐纪七十五》

二、疫病影响

疫病侵染，不分贫富。病死数字，触目惊心。这些最能冲击当时本已脆弱的社会心理。

大规模的疫情及其频繁的暴发，造成大量人口病死。而广泛的劳动力丧失，对中古时期的政治和经济带来不小冲击，特别是风雨飘摇的三国两晋南北朝时期。有些直接影响着当局者的重大决策，甚至左右政局的走向。

（一）人口和经济

疫情暴发最直接、最具影响力的当属大量人口病亡。这从表3-1至表3-6中，即可一窥究竟。如直接表述数量的"死者十万人""民死十四五万""死者十万计"等，表述病死率的"死者十八九"（即百分之八九十，后同）"人畜相半""死者大半""死者过半""人马牛死者十五六""死者十三四""死者十二三"等等，无不让人为之惊异。

据葛剑雄先生考证，原东汉疆域内，三国末期全国大约才3 000万人口；西晋永康元年（300）全国实际人口达3 500万；十六国时期（304—439）人口最低时只有约500万。北魏人口高峰出现在正光（520—524）之前，人口约为3 000万。

由此再回看史料所载的人口病亡数量描述，一是疫病病死人数，占非自然死亡人口比例相当高，二是人口数量与疫情频率呈现正相关。如宋明帝泰始四年（468）"民死十四五万"的豫州大疫之后 50 余年，人口快速回升，到正光（520—524）之前出现高峰。

不仅广大普通民众感染，社会上层人物也不能置身事外。如北周武帝宇文邕英年早逝，就和疫病感染关联密切。

宇文邕（543—578），北周第三位皇帝，560—578 年在位，执政 18 年，驾崩时年仅 36 岁。在其统帅下，北周于建德六年（577）灭齐，统一北方。据《周书·帝纪第六·武帝下》《资治通鉴·陈纪》载，（宣政元年）夏四月，突厥入寇幽州；五月，周武帝帅诸军讨伐突厥，行军中染疾；六月，病重，回京当晚，不治而崩。而《佛祖统纪》载，周武帝"感疠疾，身疮大发而遂殂"。《广弘明集》亦称："（周武）帝以为得志天下也，未盈一年，疠气内蒸，身疮外发，恶相已显，无悔可销。遂隐于云阳宫，才经七日寻尔倾崩。"这两条史料进一步说明周武帝所患为疠疾，主要病症是发疮、显恶相。王飞先生联系麻风病皮肤溃疡、眉睫脱落、鼻腔损坏，发病对象为青壮年的特点，认为周武帝很有可能是感染麻风病而英年早逝，可供参考。

人口的大量病亡，也直接造成农业生产的严重破坏，从而直接影响着当时国家的经济命脉。而这种破坏主要体现在两个方面：一是人口，二是牲畜。农业的瘫软，使得广大百姓的衣食匮乏，国家机器运转失常。如《三国志·魏书·辛毗杨阜高堂隆传》载，魏明帝太和至景初年间（227—239）：

> 伤害农功，地繁茨棘，灾疫流行，民物大溃，上减和气，嘉禾不植。

而饥荒又可反过来造成更大的疫情传播，使之恶性循环。如《晋书·载记第七》载，东晋穆帝永和六年（350）：

> 青、雍、幽、荆州徙户及诸氐、羌、胡、蛮数百余万，各还本土，道路交错，互相杀掠，且饥疫死亡，其能达者十

有二三。诸夏纷乱，无复农者。

（二）战争

战争不仅消耗大量物力、财力，也是疫病传染的温床。对比隋唐时期，可以发现，三国两晋南北朝战乱频繁，故而军队疫情在此时期更为频发。

战争和疫病是双向影响的。军队人员密聚，行军途中经历不同环境，因此队伍中容易出现士兵染病。而一旦出现传染源，往往很快在军队中扩散开来，同时又难以隔离和控制，从而极大地削弱了军队的作战能力，甚至直接影响了战争的胜负，乃至政权的兴亡。

疫病在军队的传播可以大略分为两类：一是行军途中发生疫情，二是双方交战发生疫情。

作为进攻方，疫病能严重削弱军队的战斗力，使得兵败而退，这种情况屡见不鲜。异地行军，往往水土不服或是遇到异常气候和自然灾害，成为感染疫病的高危因素之一。如南朝宋孝武帝大明四年（460）八月，行军途中遇到瘴气（图3-1），发生疫病。《魏书·帝纪第五·高宗纪》载：

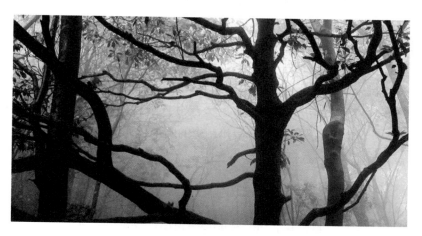

图3-1　岭南密林中的瘴气

> （北魏）西征诸军至西平，什寅走保南山。九月，诸军
> 济河追之，遇瘴气，多有疫疾，乃引军还；获畜二十余万。

又如《隋书·帝纪第二·高祖下》和《隋书·列传第六》载，隋文帝开皇十八年（598），隋初著名的军事谋臣高颎，力谏不要讨伐辽东。隋文帝不听，仍以高颎为元帅长史，六月跟从汉王谅军征辽东，汉王军队遇到大雨，粮运不济，军中乏食。饥困和暴雨，酿成疾疫，致使军队于九月不利而还，死者十八九，死伤非常惨重。

疫情削弱了军队的战斗力，从而进一步影响着很多重大的军事决策。如《三国志·吴书·三嗣主传》载，魏齐王嘉平五年（253）四月，诸葛恪率军伐魏。四月围新城，大疫，兵卒死者大半。秋八月，诸葛恪退兵。十月遭到武卫将军孙峻埋伏，诸葛恪被伏兵所杀。

北魏时期也有类似情况发生。如《魏书·列传第二十六》载，北魏明元帝泰常八年（423），刁雍与叔孙建进攻青州东阳。在快要取胜之际，刁雍希望叔孙建能够趁势攻击，但叔孙建认为士兵不服水土，发生疫病人数过半，如果相持不休，将士死尽，则没有再战能力，不如现在及时止损，安全而返，当为上计。最终，叔孙建确也因此而罢兵。

行军途中发生的疾疫多是军队内部传染。而双方交战时发生的疫情，则不仅双方会互相感染，如果发生在城中，还会传染给普通民众。如《北史·列传第十六》载，北齐后主高纬武平年间（570—576），秦州为寇所围，经百余日，城中多疫疠，死者过半。时为开府仪同三司[①]、秦州刺史的陈杳也遇疾而亡。于是一城

---

① 开府仪同三司：官名。开府，指以自己的名义自置幕府与幕僚部属的行为。得授仪同三司加号者可以得到与三公一样之待遇。开府仪同三司一般是魏晋至元代时，朝廷对有功大臣功劳的重赐。三司，就是三公（太尉、司徒、司空）三师（太师、太傅、太保），皆正一品。三师，天子所师法，无所总职，非其人则阙。三公，佐天子理阴阳、平邦国，无所不统。

无主，城池很快被攻陷。又如《资治通鉴·唐纪七十五》载，唐昭宗景福元年（892），五月，张训屯兵安吉，断孙儒粮道。孙儒食尽，士卒大疫。所以疫病如果发生在防守方，则可能是压垮骆驼的最后一根稻草，败北弃城在所难免。

（三）废朝

疫病的频繁暴发，甚至还会对政权的稳固造成重大冲击。最典型的例子是西晋时期。

西晋（265—317）共持续 52 年，期间发生了 20 次疫情，平均每两年半发生一次。在这 20 次疫情中，有 10 次为大疫。疫病导致了大量人口死亡。其中晋武帝咸宁元年（275）冬的大疫中，十一月，洛阳（京都）死者十万人，到十二月，洛阳死者大半。严重的疫病导致次年正月"以疾疫废朝"，朝廷决策层陷于停顿状态，对全国的统治秩序带来严重冲击。这种情况在西晋末年再次发生，加剧了西晋的覆灭。

据《晋书·志第十六·食货》载，雍州以东，百姓饥饿无食，奔流迁徙不可胜数。并且幽州、并州、司州、冀州、雍州发生蝗灾，所到之处，草木和牛马毛①皆尽。蝗灾的同时，又发生了大疾疫，加之饥荒，寇贼屠杀百姓，使得"流尸满河，白骨蔽野"，甚至"人多相食"，朝廷意欲迁都，"百官流亡者十八九"。

这次大疫暴发的主导因素是多种自然灾害，如气候异常、蝗虫肆虐。这些灾害又引发饥荒，最终酿成大疫。但是政局动荡和社会混乱的现实下，无法开展有序的公共卫生防疫，并且寇贼猖狂，从而加剧了疫病的肆虐和危害。这次大疫的后果较之以往更为严重，不仅大量百姓病亡，寇贼横行，而且朝廷百官流亡。如此一来，朝廷统治完全无序，社会动荡，社稷倾颓。

---

① 牛马毛：牛和马的毛发。这里形容蝗虫所到之处，不仅草木皆尽，就连牛马身上的毛发都几乎无法幸免，以示蝗灾之烈。

第二节　社会应对

疫病是需要国家和社会各方面力量来共同应对的公共卫生事件，没有谁能独善其身。那么，中古时期的朝廷和民间，都采取了哪些应对措施呢？本节将简要举例。

一、罪己诏

大疫发生后，皇帝发布罪己诏的情况，汉代已有。如《汉书·文帝纪》载，汉文帝后元元年（前 163）春发生水旱疾疫时，就为此发布过罪己诏：“水旱疾疫之灾，朕甚忧之。愚而不明，未达其咎。”并将疫情归咎于自身不明。罪己诏的颁布并不意味着皇权的削弱，而恰恰相反，它巩固了皇权的统治地位。在汉代董仲舒“天人感应”（图 3-2）思想和理论影响下，灾疫的产生违背了阴阳五行运行原理，皇帝顺应“承天理民”，下诏陈罪，以彰显皇帝开明，缓和社会矛盾，安抚民心，稳固统治。

之少陰用於功太陰用於空人之少陰用於嚴而
太陰用於喪喪亦空空亦喪也是故天之道以三
時成生以一時喪死死之者謂百物枯落也喪之
者謂陰氣悲哀也天亦有喜怒之氣哀樂之心與
人相副以類合之天人一也春喜氣也故生秋怒
氣也故殺夏樂氣也故養冬哀氣也故藏四者天
人同有之有其理而一用之與天同者大治與天
異者大亂故爲人主之道莫明於在身之與天同
者而用之使喜怒必當義乃出如寒暑之必當其
時乃發也使德之厚於刑也如陽之多於陰也是
故天之行陰氣也少取以成秋其餘以歸之冬聖
人之行陰氣也少取以立嚴其餘以歸之喪喪亦
人之冬氣故人之太陰不用於刑而用於喪天之
春秋繁露　卷十二
太陰不用於物而用於空空亦爲喪喪亦爲空其
實一也皆喪死亡之心也
陰陽出入上下第五十
天道大數相反之物也不得俱出陰陽是也春出
陽而入陰秋出陰而入陽夏右陽而左陰冬右陰
而左陽陰出則陽入陽出則陰入陰右則陽左陰
左則陽右是故春俱南秋俱北而不同道夏交於
前冬交於後而不同理竝行而不相亂澆滑而各
持分此之謂天之意而何以從事天之道初薄大
冬陰陽各從一方來而移於後陰由東方來西陽
由西方來東至於中冬之月相遇北方合而爲一
謂之日至別而相去陰適右陽適左適左者其道
順適右者其道逆逆氣左上順氣右下故下暖而

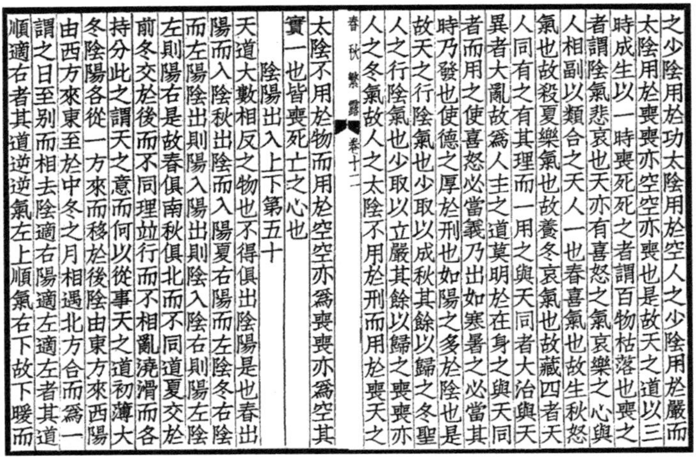

图 3-2 《春秋繁露》的“天人感应”成为皇帝罪己诏的重要理论基础之一

虽然三国两晋南北朝的灾疫不比汉代少，但这样的传统却因为地域不同而出现了迥异的分化。特别是南北朝时期的北朝和南朝各具特点。

首先，北魏孝文帝元宏，在承明元年（476）因天下牛大疫下发罪己诏。牛是古代社会重要的农耕工具，而农业是立国之本，所以牛疫的危害不言而喻。他下诏曰：

> 朕政治多阙，灾眚屡兴。去年牛疫，死伤太半，耕垦之利，当有亏损。今东作既兴，人须肆业。其敕在所督课田农，有牛者加勤于常岁，无牛者倍庸于余年。一夫制治田四十亩，中男二十亩。无令人有余力，地有遗利。（《魏书·帝纪第七·高祖纪上》）

另一位是北周武帝宇文邕，在保定三年（563）因风雨不调，疾疬屡起而下发过类似罪己诏：

> 自顷朝廷权舆，事多仓卒，乖和爽序，违失先志。致风雨愆时，疾疬屡起，嘉生不遂，万物不昌，朕甚伤之。自今举大事、行大政，非军机急速，皆宜依月令，以顺天心。（《周书·帝纪第五·武帝上》）

与北朝皇帝罪己诏措辞委婉不同，南朝皇帝的罪己诏更为频繁，措辞更加严厉。

南朝宋文帝刘义隆在位期间（424—453）曾发生3次较大疫情，分别是元嘉五年（428）、元嘉二十四年（447）和元嘉二十八年（451），特别是元嘉二十八年四月的都下大疫，"使巡省给医药"，加之宋文帝在位期间多次疫情和旱灾接踵而至，皇帝就此下诏曰：

> 朕恭承洪业，临飨四海，风化未弘，治道多昧，求之人
> 事，鉴寐惟忧。加顷阴阳违序，旱疫成患，仰惟灾戒，责深
> 在予。思所以侧身克念，议狱详刑，上答天谴，下恤民瘼。
> 群后百司，其各献谠言，指陈得失，勿有所讳。（《宋书·本
> 纪第五》）

此外，南朝梁武帝在位期间（502—549），正史资料记载 2
次疫情，分别是天监二年（503）和天监三年（504）。梁武帝就
此下诏曰：

> 夫有天下者，义非为己。凶荒疾疠，兵革水火，有一于
> 此，责归元首。今祝史请祷，继诸不善，以朕身当之，永使
> 灾害不及万姓，俾兹下民稍蒙宁息。不得为朕祈福，以增其
> 过。时班远迩，咸令遵奉。（《梁书·本纪第二·武帝中》）

以上南朝两位皇帝诏书中，"责深在予""责归元首"等词，
都直指自身是疫情的第一责任人，这是北朝皇帝诏书中不曾见到
的。此外，类似体恤民情之辞，还有要求官吏如是报告、不得隐
讳等命令，也是继承了汉代以来发生疫情发布罪己诏的政治传
统。而以少数民族居多的北朝政权中，则未能严格继承。

二、隔离

据《晋书·列传第四十六》记载，西晋旧制，朝臣家患有时
行疾疫时，感染三人以上者，自己虽然没有发病，也必须隔离百
日（图3-3），即所谓"朝臣家有时疾，染易三人以上者，身虽
无病，百日不得入宫"，从而造成疾疫时期"直侍顿阙，王者宫
省空"的可怕景象。这也从一个侧面反映出当时疫病的严重程度。

这一时期自然灾害频发，统治者集团内部斗争激烈，暴发了八
王之乱和永嘉之乱。天灾和人祸的严霜逼仄下，西晋王朝昙花一现。

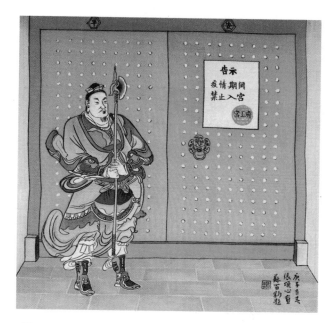

图 3-3　晋代朝臣家中发生疫疾，须隔离百日不得入宫

三、医药

医学救助是疫病最核心重要的救助手段。关于具体的医药举措，将在下一节着重展开描述，这里仅说明疫病发生后，国家采取了医药救助的行为。

一类是王侯官员疫病，朝廷派遣太医或医官诊治，甚或给予各种抚恤资粮。

另一类是普通民众疫病，朝廷派遣专员给予医药。此处列举两条史料：

一是《南史·宋本纪中》载，南朝宋文帝元嘉二十八年（451）四月，"都下疾疫，使巡省给医药"。

二是《宋书·本纪第六》载，宋孝武帝大明四年（460），四月，（宋）京城发生疫病，孝武帝不仅下罪己诏，其中云"都邑

节气未调，疠疫犹众；言念民瘼，情有矜伤"；还下令派遣专员，
"并给医药，其死亡者，随宜恤赡"（图3-4）。

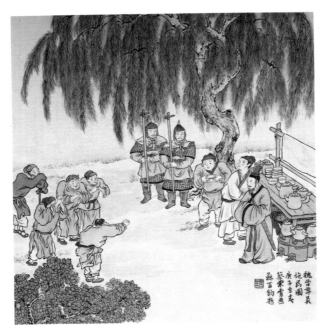

图3-4 朝廷派遣专员赈灾给药

这两类医药救助中，皇帝更为重视自己和身边重臣。例如，
据王飞先生统计，晋武帝司马炎在位期间的6次疫情中，5次向身
边官员赐药，却从无向疫病灾区派送医药的救助措施。百姓的死
活对维持朝政几乎没有影响，直到疫情规模和死亡人数危及朝廷
统治时，皇帝或地方官员才会有体恤民情之举。抗疫不利是否为
西晋王朝短命的因素之一，或许是历史研究者值得思考的问题。

四、恤葬

疫病造成大量人口病亡，朝廷对此多有抚恤和安葬政策。以

下列举5条史料：

一是《宋书·本纪第六》载，南朝宋孝武帝大明四年（460）四月，都邑疫病之后，"其死亡者，随宜恤赡"。

二是《梁书·本纪第一·武帝上》载，南朝齐和帝中兴元年（501），出现疾疫流肿，病死率百分之七八十。高祖一并哀怜抚恤，死者给以棺木。

三是《魏书·帝纪第八·世宗纪》载，北魏世宗永平三年（510）"夏四月，平阳郡之禽昌、襄陵二县大疫，自正月至此月，死者二千七百三十人。五月丁亥，诏以冀、定二州旱俭，开仓赈恤"。

四是《新唐书·本纪第六》载，唐代宗宝应元年（762）十月，"浙江水旱，百姓重困"。对于"民疫死不能葬者为瘗之"，即疫病而死来不及土葬的尸体，集中埋葬。

五是《旧唐书·志第二十九·食货下》载，唐文宗大和九年（835），左仆射令狐楚奏称，江淮流域数年间，大大小小的水灾、旱情和疾疫，使得民生颇为凋敝，十分愁楚悲叹。而今年夏秋，粮谷较为丰收，故应普遍抚恤和惠及百姓，使之安定。

五、减赋

疫病造成农业生产的破坏，朝廷通过减免赋税的方式，减轻人民负担，安抚百姓情绪，激发生产热情。以下列举2条史料：

一是《梁书·本纪第二·武帝中》载，南朝梁武帝天监二年（503），东阳、信安、安丰三县发大水，夏季疬疫多发，百姓损失严重，朝廷对此"量蠲课调"，即酌量免除赋税。

二是《全唐文》（卷八十一宣宗《赈恤江淮百姓德音》）载，唐宣宗大中六年（852），江淮流域水旱疾疬，百姓流亡，辗转迁徙，使得十室九空，从而出台"今年合征两税钱物，量百姓疾疫处，各委逐州准分数，于上供留州留使三色钱内均摊放免"的减免政策。

六、禁寒食

寒食的风俗自古有之。据《后汉书·左周黄列传》，早在东汉时期的周举就曾观察到"士民每冬中辄一月寒食，莫敢烟爨，老小不堪，岁多死者"。而周举认为"盛冬去火，残损民命，非贤者之意，以宣示愚民，使还温食"，可见他提倡恢复炊烟暖食，然而影响不大。后曹操曾下达《明罚令》，以进一步禁止寒食：

> 闻太原、上党、西河、雁门，冬至后、百有五日，皆绝火寒食，云为介子推。子胥沉江，吴人未有绝水之事。至子推独为寒食，岂不悖乎！且北方沍寒之地，老少羸弱，将有不堪之患。令到，人不得寒食。若犯者，家长半岁刑，主吏百日刑，令长夺一月俸。

如果说东汉的周举只是倡议，那么曹操的禁令则带有国家法令的象征，从而反映出寒食风俗的广泛和普遍。

十六国时期，寒食的风俗再次遭到禁令。如《晋书·载记第五》说："勒下书曰，寒食既并州之旧风，朕生其俗，不能异也。前者外议以子推诸侯之臣，王者不应为忌，故从其议，傥或由之而致斯灾乎"，然而最终并没有达到目的，"并州复寒食如初"。

到了北魏时期，寒食习俗仍在流行（图3-5）。朝廷也曾下令禁寒食："（延兴）四年（474）……辛未，禁断寒食"（《魏书·帝纪第七·高祖纪上》）。

冬季寒食一月的习俗，必定会损伤人体阳气。正气不足，如何御邪？故而寒食风俗的流行，某种程度上成为疫病发生的帮凶。例如南朝梁代陶弘景在晋代葛洪《肘后方》基础上增补的《补辑肘后方》指出，"凡所以得霍乱者，多起于饮食，或饱食生冷物，杂以肥腻酒鲙，而当风履湿，薄衣露坐。或夜卧失覆之所致"。可见饮食不洁、好食生冷是导致消化道传染病霍乱的主要原因。所以禁寒食能够上升为国家禁令的一种，不断在历史中涌现。

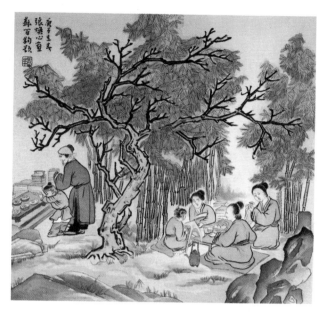

图 3-5　冬季寒食一月的习俗在魏晋时期普遍流行

七、祈福

受到宗教文化的影响，不仅民间，甚至朝野中，也出现了祈福消灾的情形。主要有道教和佛教的信仰需求和依赖。

《后汉书·皇甫嵩朱俊列传》载，张角等"奉事黄老道，畜养弟子，跪拜首过；符水咒说以疗病，病者颇愈，百姓信向之"。一方面疫病多发，朝廷无能，民众深受其苦的社会现实促成了张角的强大号召力；另一方面，说明道教徒在道教创立之初，就广泛参与到疫病的救治之中。

晋代葛洪《抱朴子·内篇·杂应》称："古之初为道者，莫不兼修医术，以救近祸焉；凡庸道士，不识此理，恃其所闻者，大至不关治病之方。"既点明道教与医学的关系，又指出从医的道者，需要很高超的治病技能。在《对俗》中更要求道医"为道者以救人危使免祸，护人疾病，令不枉死，为上功也；欲求仙者，要当以忠孝和顺仁信为本；若德行不修，而但务方术，皆不得长生也"。所以，"人命至重""援医入道""以医弘道"这些主张便为魏晋隋唐时期的道士所认同，从而对医药、本草、养生、针灸、制药学等医学门类均有涉猎。此外，道教符水治病参与防疫治疫的事例也是道医的一大特色。如《历世真仙体道通鉴》卷二十一载，西晋惠帝永康年间（300—301），道士路大安用符水驱疫治病："至永康元年三月。秦地血雨降，妖星昼见，疫毒流行，民遭横夭；真人敬施符水，点混元灯，越三旬间方息。"佛教虽然不像道教那样在医学领域全面涉猎，但依然有着符合自身教义的信仰祈福路径。

隋文帝开皇十年（590），长安发生疾疫。《陈书·列传第二十》记载，隋文帝听说徐孝克的名声和德行，召其在尚书都堂讲授《金刚般若经》。后（开皇十九年）徐孝克临终时，正坐念佛，室内异香。邻里都十分震惊，可见其确有一定的宗教修行。

据《全唐文》（卷八十一宣宗《赈恤江淮百姓德音》）和《宋高僧传》（卷二十五《唐越州诸暨保寿院神智传》）载，唐宣宗大中六年（852）的大疫救灾中，神智和尚等僧人以散发"恒咒水"开展施救，"恒咒水杯以救百疾，饮之多差，百姓相率，日给无算，号大悲和尚焉"。流传于唐和五代民间的《新菩萨经》《劝善经》则是预言灾祸、劝人念佛、写经、修功德以求避疫的经文。日本学者那波利贞认为《劝善经》中预言的各种疾病代表着唐代社会庶民大多所患的疾病，并从中推断疟病、天行病、痢疾、时行疫病可能是当时主要流行的疫病。

相比佛教，道教在唐代的发展，得益于政治的依仗。李唐政权在"老君是朕先宗，尊祖重亲，有生之本"的政训中迁就道教，使其较之佛教更具优势，故在医学上，虽允许其充分吸收传统巫觋信仰为自身发展的一部分，但也须严谨地保持其在社会中曾扮演过的医疗者角色，以稳其在统治层、民间所拥有的良好社会基础。唐代医术高明的道士会被招入宫中，入朝供职。唐玄宗曾颁布《考试博学多才道术医药举人诏》，规范道医管理。如范家伟先生指出："道教与中医在历史上的关联有些纠结不清。在相当一段时期内它们共同发展，而医学正光耀了道教的门楣。许多著名的医学家，也是道林的中流砥柱。"而纵观三国至唐这段时期，也的确涌现出如葛洪、陶弘景、孙思邈等道医学家，且占据着重要地位，对后世有着深远影响。

八、迁都

疫病的影响还涉及了迁都这样的朝廷重大决策。

例如曹操迁都许昌。据学者王飞统计，东汉时期京师（洛阳）曾有7次大规模疫情暴发，加之战火破坏，东汉末年的京师洛阳已是残破不堪。这或许是曹操放弃京都洛阳而迁都的重要原因之一。

又如《晋书·志第十六·食货》载，西晋末年洛阳大疫频发，加之蝗灾和饥馑，使得"人多相食"，百官十有八九大都流亡，加之"刘曜之逼"的严酷现实，于是朝廷议欲迁都仓垣。

此外，据《魏书·列传第二十三·崔浩》载，北魏统治初期都城在平城。神瑞二年（415）秋谷歉收，太史令王亮等劝太宗迁都于邺，但崔浩等以南下可能水土不服引发疫病为由，力谏不要迁都。太宗则采纳崔浩的建议没有迁都。但此后平城一带自然灾害不断，人畜疫病不断，给北魏政权带来极大冲击。直到北魏太和十八年（494），迁都洛阳。可见疫情也会成为迁都与否的重要因素，而迁都也成为降低疫情损失，维护政权稳定的无奈之举。

第三节　医学回答

医药是当时疫病暴发后最关键的抗疫防疫力量。中古时期的疫病学成就有着自身的特点。这一时期，医药学在病因学和症状学研究方面具有鲜明的特色，在疫病防治实践中总结了50余种本草和多种方剂，并在中医经典的理论指导下采取了多种医学防治措施。

一、病源探究

病因的探寻和证候的分类，是攻克疾病的首要途径。病因不明，则治疗无措。

晋代葛洪的《肘后方》即有伤寒时气温病、瘴气疫疠温毒的区分。

隋代太医博士、太医令巢元方，于大业六年（610）完成奉诏编撰的《诸病源候论》。该书是我国现存第一部病因、病理、证候学专著。正如书中《巢氏诸病源候总论序》所言，"医之作也，求百病之本，而善则能全"。和疫病相关的证候，集中在伤寒病（卷七、卷八）七十七论、热病（卷九）二十八论、温病（卷十）三十四论、疫疠病（卷十）三论的这些篇章中。每一论即是一种证候，是当时最为先进的证候分类和病源探究的医学专著，对后世影响深远。

当时的医学已经认识到，疫病的发生与时气病（气候变化导致的，不分长幼，症状相似的外感病）、温病和热病的证候表现有相似之处，都是一年之中，节气不和，寒暑变化异常，非其时而有其气，或是暴雨疾风，雾露不散所致，染病则不分长幼，大都相似。

《诸病源候论》将"疫疠"从伤寒病、热病和温病中独立出来专门论述，认为"疫疠"如"有鬼厉之气"，致病因素有别于一般性的传染病，尤指疫病中具有强传染、强致病、甚至触之即死的病证类型。其后论述了天花，书中称"疱疮"，也是当时流行的疫疠的一种，多由热毒炽盛而发。疮可以遍布全身，类似火疮，色红头白者毒轻，色黑紫瘀者毒重。

晋代葛洪《肘后方》中亦有天花的相关描述，认为是外族传入，称为"虏疮"，又称"豌豆疮"。在唐高宗永徽四年（653）时，此疮已经在中国较为普遍。俗语说，生了孩子只一半，出了天花才算全。煮葵菜，和蒜末一起服用，是当时的一个偏方。此外在《补辑肘后方》的《治伤寒时气温病方》中记载治豌豆疮方："服油麻一升，须利，即不生白浆，大效；又方，蔓菁根捣汁，挑疮破，傅在上，三食顷，根出。"

二、证候详辨

《诸病源候论》以瘴气病为代表，以证候变化为中心，来确定符合时宜的治疗总则，对于指导其他疫病和现代临床都有很强的借鉴意义。我们一起来了解一下这段辨证过程。

瘴气候也属于疫疠的一种，多发生在岭南，并依季节命名：从仲春到仲夏，流行青草瘴；季夏到孟冬，流行黄芒瘴。

首先，总括治疗原则。虽然瘴气多表现为热病，然而仍然需要辨阴阳和表里，不可妄用攻下。

其次详细辨证。如果素体本有热，而遇瘴毒，虽然毒得热更盛，在表者，温而汗之，即辛温发散；入内者，平而下之，即平调和通腑。如果素体本有寒，今得温瘴，虽然壮热烦满，也当考虑到本体有寒，而考虑用温药使其发汗而解。如果汗法不得解，则再用寒药通腑等下法。

再次论述误下和变证。凡是用来攻下治疗重病的药物，药性凶猛，不可一直服用，疾病好了就不要再服。而是否攻下，应当以疾病是否入内、是否入里为判断准则，如果数日过去，但是瘴病没有入里，也不可预先服用下利之药。否则出现脾胃虚弱，则疾病会趁虚而入，增加治疗难度。如果治不好，会变生黄疸病。如果黄疸不愈，会形成尸疸。而尸疸证候，岭南瘴气所发，连日不瘥，则无药可医，岭北则可斟酌救之。

最后论述瘴气病的时间演变规律。其一日、二日，瘴气在皮肤中，病者表现为头痛恶寒、腰背强重，提示寒湿在表，宜汗法，发汗和针灸必愈。三日以上，瘴气填塞心胸，出现头痛胸满而闷，宜吐法，吐之必愈。五日以上，瘴气深结脏腑，出现腹胀身重，骨节烦疼，宜下法，此时不再是发表解肌（汗法）所能胜任的了。

所以最后提醒后学，医者当详细询问病者的得病过程，了解病患的所处状态，再来参照上述治则次第，有序地开展医学救治。

从这段详细描述中，我们可以知道，当时对于疫病，特别是严重的疫疬，中医在长期反复的证候观察和辨证治疗中，总结出一些"金科玉律"的原则。如辨阴阳表里，不可妄攻；在表温而汗之，入内平而下之；汗法不解，则再考虑吐法、下法；一再谆谆教诲，要慎用攻下，不可误治。如果误治，出现何种病证，应该如何应对等等。此外，还将个人体质、所处地域、发病时令一并照顾（即因时、因地、因人的"三因制宜"的中医病因学理论）。最后强调治疗必先审症，了解次第。

可以认为，《诸病源候论》所载瘴气候的证候辨证层次和治疗大法，不仅代表中古时期疫病诊疗的最高水平，并且基本确立了后世疫病诊疗框架，对于当下的疫病诊治亦有很强的借鉴价值。

三、本草方药

成书于东汉时期的《神农本草经》总结了汉以前的药物认识，某种程度上指导着东汉末年《伤寒杂病论》的方药配伍，从而也是中古时期方药运用的药物学核心参考资料。

随着时代的发展，在《神农本草经》基础上陆续出现了多种本草，如《吴普本草》。到南北朝时期梁代著名医家陶弘景发现，自魏晋以来，吴普、李当之等医家对《神农本草经》不断增删调整，出现了分类混糅、冷热交错、草石不分、虫兽无辨的情况，而且所列主治得失参半，给医者使用时带来误导和困惑，这是非常致命的问题。所以他收集和总结汉代至魏晋时期名医在《神农本草经》中增附的临床用药经验资料，形成《名医别录》。而后又从《名医别录》中选取365种药，与《神农本草经》合编成《本草经集注》。这二书原书已佚，现代看到的文本乃后世辑佚而成。

《本草经集注》在《神农本草经》基础上丰富了防治疫病的主要药物，总量达到 50 余种。笔者以明弘治十八年（1505）刘文泰领衔绘制的《本草品汇精要》，为插图参考。此书是明代唯一的官修大型综合性本草，也是中国古代最大的一部彩色本草图谱（表 3–7 ~ 表 3–9）。

表 3-7　《本草经集注》防治疫病药物举例（1）

药图				
药物	禹余粮	雄黄	雌黄	徐长卿

禹余粮：主咳逆，寒热，烦满，下赤白。
雄黄：杀鬼疰，恶鬼，邪气，百虫，毒肿。
雌黄：主恶疮，头秃，痂疥，杀毒虫虱，身痒，邪气，诸毒。
徐长卿：主鬼物百精，蛊毒，疫疾，邪恶气，温疟。

表 3-8　《本草经集注》防治疫病药物举例（2）

药图				
药物	茵陈蒿	云实	赤箭（天麻）	草蒿（青蒿）

茵陈蒿：主风湿，寒热，邪气，热结，黄疸，久服轻身益气耐老。

云实：主泄痢。

赤箭（天麻）：主杀鬼精物，蛊毒，恶气，消痈肿，下肢满疝，下血。

草蒿（青蒿）：主疥瘙痂痒，恶疮，杀虫，留热在骨节间，明目。

表 3-9 《本草经集注》防治疫病药物举例（3）

药图				
药物	牛扁	桂	木兰	生姜

牛扁：主身皮疮热气，可作浴汤。杀牛虱、小虫，又疗牛病。今人不复识此，牛疫代代不无用之。

桂：主温中，利肝肺气。心腹寒热，冷疾，霍乱。

木兰：主恶风、癫疾。

生姜：主伤寒头痛鼻塞，咳逆上气，止呕吐。

干姜：主肠澼下痢，寒冷腹痛，中恶，霍乱。

猪苓：主治疟，解毒，蛊疰不祥，利水道。

菖蒲：主风寒湿痹，小儿温疟。

人参：止惊悸，除邪气，明目。开心益智，疗肠胃中冷，心腹鼓痛，胸肋逆满，霍乱吐逆。

木香：主邪气，辟毒疫温鬼，杀鬼精物，温疟，蛊毒，行药之精。

升麻：主解百毒。杀百精老物殃鬼，辟温疫，瘴气，邪气，蛊毒；入口皆吐出，中恶腹痛，时气毒疬，头痛寒热，风肿诸毒，喉痛口疮。

蒺藜子：主恶血，破癥结积聚，喉痹，乳难。

蘼芜（川芎的苗）：主咳逆，定惊气，辟邪恶，除蛊毒鬼疰，去三虫。

当归：主咳逆上气，温疟寒热洗洗在皮肤中。

黄芩：主诸热，黄疸，肠澼泄痢。

黄连：主腹痛，下痢。

麻黄：主中风伤寒头痛，温疟，发表出汗，去邪热气。

葛根：疗伤寒中风头痛，解肌发表出汗，解温病发热。

高良姜：主暴冷，胃中冷逆，霍乱腹痛。

艾叶：主灸百病，可作煎，止下痢。

蜀椒：主邪气咳逆，温中，逐骨节皮肤死肌，寒湿痹痛，下气；除五脏六腑寒冷，伤寒，温疟，大风，汗不出。

半夏：主伤寒寒热，心下坚，下气，喉咽肿痛。

防己：主风寒，温疟。

白头翁：主温疟，狂易寒热，癥瘕积聚，瘿气，逐血，止痛。

其他药物如巴豆、莞花、射干、蜀漆、黄环、龙骨、麝香、羚羊角、蝮蛇胆、蜈蚣、白颈蚯蚓、斑蝥等。

药物只有经过合理的配伍和组方，形成方剂，才能更好地应对复杂变化的疫病。中古时期的方书多为综合汇集性质，其中也收载了不少治疗疫病的方子。以下简略举例3种：

一是疟疾。晋代葛洪《肘后方·治寒热诸疟方》中指出"青蒿一握，以水二升渍，绞取汁，尽服之"，治疗疟疾。现代屠呦呦正是从此得到启发，使用低温萃取工艺，得到青蒿素，挽救了无数被疟疾缠身的生命，有效降低了疟疾病患的死亡率。她也因此获得2015年诺贝尔生理学或医学奖，成为首位获得诺贝尔科学奖项的中国本土科学家，也是第一位获得诺贝尔生理学或医学奖的华人科学家。

二是伤寒。除了东汉末年张仲景《伤寒杂病论》专治伤寒类疾病之外，晋代陈延之《小品方》中也有多种方法。如疗伤寒三四日不瘥身体热毒方：

> 葛根八两，生姜三两，龙胆、大青各半两，桂心、甘草
> （炙）、麻黄（去节）各二两，萎蕤一两，芍药、黄芩各二两，
> 石膏（碎）、升麻各一两。
> 上十二味切，以水一斗，先煮葛根、麻黄，取八升，掠
> 去沫后，内余药，煮取三升，分三服，日二夜一。
> 忌海藻、菘菜、生葱。

三是肠澼，又称下痢或下利。《肘后方·治卒下痢诸方》中收录以黄连为主的下痢诸方：

> 黄连一升，以酒五升，煮取一升半，分温再服，主重
> 下，脐当小绞痛，则差。

《小品方·杂病门》亦有下利方，称黄连汤，治春月暴热，解脱饮冷，或眠湿地，中冷湿，腹疼，下青黄汁，疲极欲死：

> 黄连四两，当归三两，干姜三两，厚朴二两。凡四物
> 切，以水七升，煮取三升，分三服。

其他如霍乱、黄疸、喉痹、尸疰或鬼注（结核病）、疕疮或豌豆疮（天花）、癞疾（麻风病）、赤斑病、沙虱、瘈狗病或猘犬病（狂犬病）、金创痉（破伤风）、射工水弩毒（血吸虫病）、赤虫病（姜片虫病）等传染疫病，方书中也有论述，限于篇幅于此不再展开。

此外，《肘后方》还记录了兽疫的防治办法，体现了防治兽疫对于降低牲畜疫病损害和恢复农业生产具有重要意义。如《治牛马六畜水谷疫疠诸病方》的疗牛疫病方："取獭屎三升，以沸

汤淋，取汁二升，灌之，良。疗牛马六畜水谷疫病方：取酒和射香少许和灌之。"

四、医学防治

疾病预防的思想早在汉代即已确立。《素问·四气调神大论》指出："圣人不治已病治未病，不治已乱治未乱。""病已成而后药之，乱已成而后治之，譬犹渴而穿井，斗而铸锥，不亦晚乎。"

可能有读者要问了，这里的"未病"是健康状态吗？其实不然。如果健康无病，为什么还要医学干预？这里的"病"指的是重病。古人病轻曰疾，病重曰病。所以"治未病"思想是强调病情轻浅就要积极治疗，进行医学干预，不要等到病重难治之时，犹如直到口渴才想起挖井，临到打仗才铸造兵器，那就未免太晚了。在"治未病"的总则下，由于疫病人传人的现象，疫病预防又有了新的内涵。

首先，隔离成为防治疫病最为重要的措施，而且需要国家层面的强制执行，才能更好地阻断疫病的传播。如《三国志·魏书·文帝纪》载，三国时期魏文帝黄初四年（223），曹兵分三路南下进攻孙吴，正在取胜之时，由于孙吴队伍发生疫情，为避免曹魏军队受到传染，曹丕下令罢兵撤军，称"贼中疠气疾病，夹江涂地，恐相染污"，"今开江陵之围，以缓成死之禽"。又如《晋书·列传第四十六》载，据西晋旧制，"朝臣家有时疾，染易三人以上者，身虽无病，百日不得入宫"。

其次，不食疫死的牲畜，十分具有科学价值。如《诸病源候论·蛊毒病诸候下·食六畜肉中毒候》指出：

> 六畜者，谓牛、马、猪、羊、鸡、狗也。凡此等肉本无毒，不害人。其自死及着疫死者，皆有毒。中此毒者，亦令人心烦闷而吐利无度。

虽然当时并未认识到疫病病毒可以通过动物传人，以致进一步人传人的疫病知识。但通过实际现象观察，认识到畜生疫病之"毒"，有通过食肉而消化道中毒的危险性，出现心烦[①]、吐利无度的情况。

再次，顺应时令，也是有效防疫的一大措施。《诸病源候论》认识到疫病会因节气不和，寒暑乖戾而出现。那么异常之气随着时令的变迁而消失，那么疫情也将随之得到控制。如北周武帝保定三年（563），在疫病流行时发布诏书：

> 风雨愆时，疾厉屡起，嘉生不遂，万物不昌，朕甚伤之。自今举大事、行大政，非军机急速，皆宜依月令，以顺天心。（《周书·帝纪第五·武帝上》）

第四，有效和适度的运动，充实正气，能够提高自身抵抗疫病的能力，正所谓"正气存内，邪不可干"。《诸病源候论》中谈到一个导引方法：

> 养生方导引法云：清旦初起，以左右手交互从头上挽两耳，举，又引鬓发，即面气流通，令头不白，耳不聋。
> 又，摩手掌令热，以摩面从上下二七止。去䵟气，令面有光。
> 又，摩手令热，摩身体从上至下，名曰干浴。
> 令人胜风寒时气，寒热头痛，百病皆愈。

这段简单易行的导引法出自《时气病诸候·时气候》，虽是用于"风寒时气、寒热头痛"的导引预防，但亦可运用于与时气病表现类似的疫病预防中。而导引是具有中医特色的健身措施，值得尝试（图3-6）。

---

① 心烦：一说心指胃，烦即热，心烦即胃脘烦热。

图 3-6　马王堆导引图

第五，芳香辟秽类防疫药方，易得易行，在中古时期较为流行。晋代葛洪《肘后方》中记载了不少。南朝梁代陶弘景称这些方法"播于海内，因而济者，其效实多"。以下举例《肘后方·治瘴气疫疠温毒诸方》中的 5 种：

一是烧熏类。如太乙流金散，佩戴、烧熏都很好用：

雄黄三两，雌黄二两，矾石、鬼箭羽各一两半，羖羊角二两。

上五味捣为散，下筛，三角绛袋盛一两，带心前，并挂门户上。

若逢大疫之年，以月旦青布裹一刀圭，中庭烧之。温病人亦烧熏之。

二是悬挂类。如虎头杀鬼方：

雄黄、雌黄、朱砂各一两半（研），虎头骨①五两（炙），

————————————

① 虎头骨：现为禁用品。

皂荚（炙）、芫荑、鬼臼各一两。

上七味捣筛，以蜡蜜和如弹丸大，绛囊盛，系臂，男左女右。家中置屋四角。月朔望夜半，中庭烧一丸。一方有菖蒲、藜芦，无虎头、鬼臼、皂荚，作散带之。

三是佩戴类。如老君神明白散：

术一两，附子三两，乌头四两，桔梗二两半，细辛一两。

上五味捣筛，正旦服一钱匕，一家合药，则一里无病。此带行，所遇病气皆消。

四是鼻吸、粉身类。如赤散方：

牡丹五分，皂荚（炙）五分，真珠四分，踯躅^①四分，附子三分，干姜三分，细辛三分，肉桂二分。

上八味捣筛为散。

初觉头强邑邑^②，便以少许内鼻中，吸之取吐。

温酒服方寸匕。覆眠得汗，即差。晨夜行及视病，亦宜少许以内鼻、粉身佳。

牛马疫，以一匕着舌心下，溺灌，日三四度，甚妙也。

又如姚大夫辟温病粉身方：

川芎、白芷、藁本。

三物等分，下筛，内粉中，以涂粉于身，大良。

---

① 踯躅（zhízhú 值竹）：杜鹃花。

② 邑邑（yì 易）：微弱貌。

五是口服类。如以下方：

1. 辟温疫药干散

附子半两（炮），干姜、细辛、麻子（研）各一两，柏子人一两。

上五味，捣筛为散。

正旦举家以井华水各服方寸匕。疫极，则三服，日一服。

2. 常用辟温病散

真珠、肉桂各一分，贝母三分，杏人二分（熬），鸡子白（熬令黄黑）三分。五物捣筛。岁旦服方寸匕，若岁中多病，可月月朔望服。

3. 辟天行疫疠方

雄黄、丹砂、矾石、巴豆、附子、干姜等分。

上六味捣，蜜丸，平旦向日吞之一丸如胡麻大。九日止。令无病。

4. 疫瘴散，辟山瘴恶气，若有黑雾郁勃，及西南温风，皆为疫疠之候

麻黄、椒各五分，桂、防风、细辛各一分，乌头三分，干姜、术、桔梗各一分。

上九味捣筛，平旦酒服一钱匕。

辟毒诸恶气，冒雾行，尤宜服之。

六是饮用类。如饮屠苏酒辟疫气：

> 乌头、防风各六铢，白术、桔梗各十铢，菝葜、蜀椒（汗）各十铢，大黄、桂心各十五铢。
>
> 上八味，绛袋盛，以十二月晦日中悬沉井中，令至泥。正月朔旦平晓出药，置酒中煎数沸，于东向户中饮之。
>
> 屠苏之饮，先从小起，多少自在，一人饮，一家无疫，一家饮，一里无疫。饮药酒待三朝，还滓置井中，仍能岁饮，可世无病，当家内外有井，皆悉著药，辟温气也。

可见，药物预防是所有医疗预防手段中最多和最有效的种类，给药途径多样，有呼吸道给药的、有透皮吸收给药的、有消化道给药的，还可以将上述方法综合使用，多途径给药；并且除了自身防疫，也注重采用烧熏、悬挂等方式，针对居处环境进行卫生防疫。

最后是药材储备。这在唐代更为完善。不仅得益于唐代繁荣的市场，更离不开唐政府的有效管理，完备的药材种植制度。如药物种植有专人打理，"凡药者，救病所须，当别立药圃栽莳，当处所有"，使得药材种类齐全（图3-7）。孙思邈《备急千金要方·诸论·论药藏》还特别论及储藏药物的目的：

> 存不忘亡，安不忘危，大圣之至教。救民之瘼，恤民之隐，贤人之用心。所以神农鸠集百药，黄帝纂录《针经》，皆预备之常道也。且人瘵多起仓猝，不与人期，一朝婴已，岂遑知救，想诸好事者，可贮药藏用，以备不虞。所谓起心虽微，所救惟广。……忽逢瘴疠，素不资贮，无以救疗，遂拱手待毙，以致夭殁者，斯为自致，岂是枉横，何者？既不能深心以自卫，一朝至此，何叹惜之晚哉？故置药藏法，以防危殆云尔。

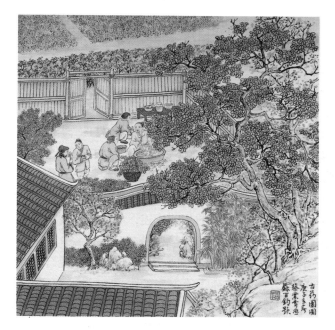

图 3-7　古代药圃、药园图

从这段论述可以了解到，储备药物应当成为"常道"，是救民的恻隐贤行，以防忽逢瘴疫，毫无储备，无法救治，而坐以待毙。可谓高瞻远瞩，深谋远虑。

从三国至唐的六七百年，是我国疫病第一次集中高发的历史时期。疫病不仅导致人畜大量病亡，还直接或间接地左右着社会经济、军事政治等的历史走向。在疫病的频繁暴发和严重逼仄下，全社会采取了多种应对措施，如皇帝下诏自责，抚恤受灾民众，减免百姓赋税，恢复农业生产，禁令寒食，隔离病患，摒弃不良社会风俗，寻求宗教祈福，抑或被迫迁都，改变军事策略，调整军事斗争等等。

事实上，由于疫病具有得病的个体和传染的群体两种属性，使得疫病的社会响应和医药防治二者彼此依存。罪己诏、隔离、医疗、恤葬、减赋、禁令、祈福、迁都等社会响应对策作为公共防疫措施，为医药防治疫病提供较为稳定的社会环境。医学上对疫病分类、病因病理、证治大法、防疫草药、预防养生等方面的回答一定程度上消减着疫病的社会损失，从而与社会响应形成良性的共生关系。

在所有措施中，医药始终发挥着中流砥柱的作用，是抗击疫病最核心的正面力量。在医者前仆后继的实践中，不断汇集总结关于疫病理法方药的经验和理论，特别是《诸病源候论》《名医别录》《本草经集注》《肘后备急方》《小品方》《外台秘要》《备急千金要方》《千金翼方》等医学论著中的相关论述，对后世疫病学影响深远。

当时的医药学贯彻秦汉医学典籍《黄帝内经》中"治未病"的总则，以证候表现为主要研究对象，积极客观合理地寻求病因，探究病源，挖掘多种防治疫病的本草和方剂，采用不同的剂型和多种给药途径综合性防治，并且强调自身"正气"在疫病防治中的作用，以及顺应时令辅助疫病控制的理念，充分展示了中国传统医学中"天人合一"的宇宙观和生命观。此外，孙思邈指出药物储备应当视为"常道"，可谓居安而思危，未雨而绸缪，具有超越时空的眼光和先进的疫病防控理念。

参考文献

1. 礼记 [M]. 鲁同群，注评. 南京：凤凰出版社，2011.

2. 陈寿. 三国志 [M]. 北京：中华书局，2012.

3. 沈约. 宋书 [M]. 北京：中华书局，2015.

4. 魏收. 魏书 [M]. 北京：中华书局，2016.

5. 巢元方. 诸病源候论 [M]. 黄作阵，点校. 沈阳：辽宁科学技术出版社，1997.

6. 房玄龄，等. 晋书 [M]. 北京：中华书局，2015.

7. 孙思邈. 备急千金要方校释 [M]. 李景荣，等校释. 北京：人民卫生出版社，2014.

8. 李延寿. 北史 [M]. 北京：中华书局，2013.

9. 李延寿. 南史 [M]. 北京：中华书局，2016.

10. 姚思廉. 梁书 [M]. 北京：中华书局，1973.

11. 姚思廉. 陈书 [M]. 北京：中华书局，1972.

12. 魏徵，令狐德棻. 隋书 [M]. 北京：中华书局，1973.

13. 刘昫，等. 旧唐书 [M]. 北京：中华书局，1975.

14. 欧阳修，宋祁. 新唐书 [M]. 北京：中华书局，1975.

15. 赞宁. 宋高僧传 [M]. 范祥雍，点校. 上海：上海古籍出版社，2017.

16. 司马光. 资治通鉴 [M]. 北京：中华书局，2011.

17. 刘文泰，等撰. 王世昌，等绘. 本草品汇精要 [M]. 写绘本. 1505（明弘治十八年）.

18. 董皓，等. 全唐文 [M]. 上海：上海古籍出版社，1990.

19. 张德二. 中国三千年气象记录总集 [M]. 增订本. 南京：江苏教育出版社，2013.

20. 闵祥鹏. 中国灾害通史：隋唐五代卷 [M]. 郑州：郑州大学出版社，2008.

21. 龚胜生. 中国三千年疫灾史料汇编 [M]. 济南：齐鲁书社，2019.

22. 张志斌. 中国古代疫病流行年表 [M]. 福州：福建科学技术出版社，2007.

23. 严世芸，李其忠. 三国两晋南北朝医学总集 [M]. 北京：人民卫生出版社，2009.

24. 邓云特. 中国救荒史 [M]. 北京：商务印书馆，2011.

25. 林富士. 中国中古时期的宗教与医疗 [M]. 北京：中华书局，2012.

26. 陈乐平. 医俗史 [M]. 上海：上海文艺出版社，1997.

27. 谭其骧. 中国历史地图集 [M]. 上海：地图出版社，1982.

28. 陈玲玲. 汉代罪己诏研究 [D]. 福州：福建师范大学，2015.

29. 王飞. 3—6世纪中国北方地区的疫病与社会 [D]. 长春：吉林大学，2011.

30. 李几昊. 疾病与战争 [J]. 中国医学人文，2019，5（11）：62-64.

31. 高云波. 唐代疫疾流行与社会主要应对机制研究 [D]. 昆明：云南师范大学，2019.

32. 张剑光. 唐代江南的疫病与户口 [J]. 上海师范大学学报（哲学社会科学版），2007，36（5）：100-106.

33. 马伯英. 略论道家与道教文化对中医的影响 [J]. 中国社会医学，1991（2）：6-9.

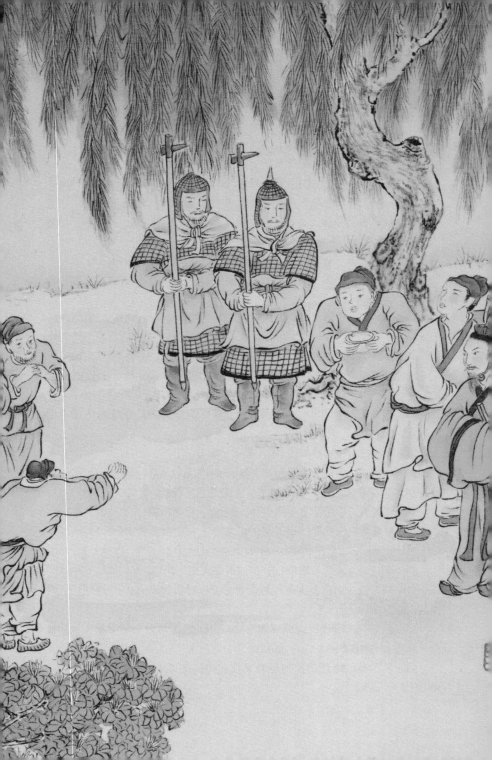

第四章

宋金元抗疫史话

第一节　安济坊与宋代防疫

宋代是中国历史上瘟疫频发的一个时期。

有宋一代，商业繁荣，街市发达，导致原有的城市管制瓦解，人口激增，密集的人口为瘟疫的暴发提供了绝佳的土壤。据《宋史》"五行志"记载，两宋 300 余年间，较大的疫情有 30 多次，特别是江南地区，尤以南宋首都临安最多，有 15 次，占到宋代疫情的一半。但宋代也是国家和社会力量积极救疗并取得显著成效的一个朝代，而宋代抗疫制度的确立，与宋徽宗有着密切关系。

一、政府主导

虽然在历史上，宋徽宗向来被视为耽于艺、惰于政的典型，但其在就职皇帝的初期，实际上推行了一系列雄心勃勃的大政措施，并且尤其重视卫生防疫事业。

宋徽宗资助编纂了《重修政和经史证类备用本草》，并以自己的名义颁布了《圣济经》，这是千年以来首部讨论经典医学理论的书。同时他还扩大了当时的医学教育制度，努力提高宫廷医官的地位，最高可以做到"和安大夫"。

很多医官因撰写医学著作而被徽宗擢拔，委任官职。比如辞官隐退的朱肱因其《南阳活人书》，被授予医学院的医学博士；而寇宗奭向徽宗敬献其医书《本草衍义》（图 4-1），就被任命为官。

而在这一时期，文人知医、通医也成为风尚，儒医群星璀璨。那些读书人出身的政治家，如范仲淹、王安石、苏轼等，还有社会名流如沈括、朱肱、王介、楼钥，以及宗教界人士如千佛寺异僧、僧法坚、西溪寺僧等，大都通研医理，并在历次抗击瘟疫中发挥了重要作用。

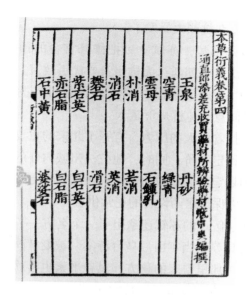

图4-1 《本草衍义》书影

当时，整个社会在医药组织、医事制度、防疫救济方面都取得了巨大进步，并且超前世界，惠民药局、安济坊、养济院、漏泽园等社会福利机构在城市中普遍设立。

可以说，宋时的中国已经形成了一套系统的卫生和福利制度，覆盖了"从摇篮到坟墓"，从"生老到病死"的救济体系。特别是安济坊，更是一种因瘟疫而生、专门防治疫病、并且行之有效的公众卫生机构。

二、圣散子方与安乐坊

北宋元祐四年（1089），50余岁的苏轼重新被朝廷启用，出任杭州太守。

然而这年杭州灾祸连连，前年的冬涝持续到了次年夏天，接着又发生大旱，庄稼颗粒无收，同时，饥民食用死掉的家畜家禽，开始流行疫疾，《宋史》记载"饥疫并作"，百姓苦不堪言。

最终，瘟疫在杭州大暴发了。

面对严峻的形势，苏轼立刻把修葺官舍的预算全部用来赈灾，并连续 7 次上书朝廷，为杭州索要优惠政策。当时的朝廷正面临西北方巨大的军事压力，并没有钱款可以拨出，但即使如此，政府还是同意减免杭州贡赋。

于是苏轼扛着巨大的压力，打开了北宋的重要储备粮仓常平仓，放出粮食稳定物价；同时，他把杭州城内外的郎中全都集中起来，分派到划定的区域救治灾民；还派遣官吏和义商到周边地区采购药材，以保证医药设备的正常供应。

最后，通达医理的苏轼还拿出了一个名方——"圣散子方"。这副方子，正是苏轼当年因"乌台诗案"被贬黄州（湖北黄冈）后，从好友巢谷那里得来的秘方。巢谷平素也喜欢钻研药方，临别前，将秘藏药方"圣散子"传给了苏轼，并要求他只能私用，"指江水为誓，约不传人"。

当时苏轼应诺照办，但次年春天，黄州瘟疫流行，苏轼顾不上此前的誓约，毅然将此秘方公开。

而此方用料便宜，"所用皆中下品药，略计每千钱即得千服"，但药效奇佳："自古论病……差之毫厘，辄至不救，而用'圣散子'者，一切不问阴阳二感，或男子女人相易"，病情严重的"状至危笃，速饮数剂。而汗出气通，饮食渐进，神宇完复"，病情轻微的药到病除。圣散子方主要药物如下：草豆蔻、木猪苓（去皮）、石菖蒲、茯苓、高良姜（锉炒）、独活、柴胡、吴茱萸、附子（炮去皮脐）、麻黄（去节）、厚朴（姜汁制炒）、芍药、枳壳（麸炒去瓤）、白术、苍术（泔浸）、半夏（汤洗）、泽泻、藿香、防风、细辛、甘草（炙）。

在杭州，苏轼令人在街头架起大锅，大量熬煮加了药剂的粥，派遣官吏带领医生进行分发，救活民众无数。

为了进一步应对瘟疫，苏轼根据杭州百姓居住特点，把全城划定为若干个区域，每个区域之间人员互不流通，生活物资由杭州府的衙役捕快统一配送。

　　并且苏轼意识到，杭州"疫死比他处常多"，寻常医疗机制难以应对，所以应设立"病坊"。于是他从公款里拨出二千缗钱，又带头捐出五十两黄金，引发众商、乡绅赞助，在杭州城中心的众安桥头，设立了"安乐坊"。

　　这种坊制，实际上中国唐代就有，但本是佛教寺院首创的宗教慈善机构"悲田养病坊"，而宋代的安乐坊则是由官府主持，是中国最早的官方救济医院。其中的坊事虽由僧人管理，但聘请的名医，其俸禄薪金，都由官府支付，坊内还采购了数百味中草药，定期进行义诊。苏辙在《亡兄子瞻端明墓志铭》中记述"多作饘粥药剂，遣吏挟医分坊治病，活者甚众。"

　　在苏轼任职期间，安乐坊医治了数千患者，效果很好，得到了朝廷和地方的普遍认可。两浙转运司向朝廷上奏，建议给医治超过千人的医僧"赐紫衣及祠部牒各一道"，并改安乐坊为安济坊，这样就使掌管安乐坊的僧人具备了"公务员"身份。

　　此后，朝廷开始在各地设置安济坊，专为穷苦人治病，同时集中隔离患者，避免疫病的交叉感染和传播。当时的尚书右丞吴居厚撰写奏疏，其中还特别提到："宜以病人轻重而异室处之，以防渐染。又作厨舍，以为汤药饮食人宿舍，及病人分轻重异室，逐处可修居屋一十间以来，令转运司计置修盖。"

　　而安济坊的管理条例中，还规范了医疗行为，要求医生记录医案，并基于这些记录信息奖赏医生和官员。例如，一名每年收留 500～1 000 名患者且患者死亡率不高于 20% 的官员，每年可以获得五十贯的奖励。

三、重视卫生

　　为了防治瘟疫，宋时的医学防治理念颇为超前。

　　两宋时期，人们已经意识到生活环境与疫病的关系，政府对监狱卫生、尸体掩埋等方面非常重视，并成立了保护林木的最高机构（虞部）用来"掌山泽、苑囿、场冶之事"。

宋神宗年间，虔州（今江西赣州）瘟疫频发，知州刘彝认为祸根在于水源淤塞，以致屡生死水、滋生疾疫，便以"雨污分离"的新思路设计修建了"福寿沟"。他利用地形和水力学原理，在出水口"造水窗十二，视水消长而后闭之"。虔州的瘟疫从此消失殆尽，而福寿沟至今仍满足着赣州旧城区的排污需求。

在生活卫生上，宋代医家和民众也颇为注意。

《遂昌杂录》记载："宋僧温日观……每索汤浴，鲜于公必躬为进澡豆。"即使用随着佛教传来的"澡豆"清洗身上的油脂。此外，宋人吃饭、赏花、祭祖之前都有认真洗手的习惯。南宋人所画的《盥手观花图》正是这一良俗的生动写照（图4-2）。

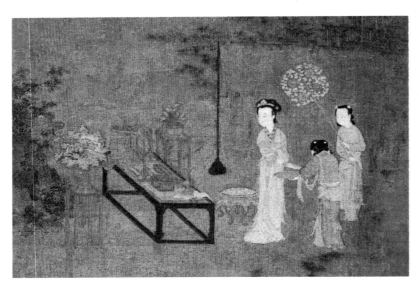

图 4-2 宋人绘《盥手观花图》

而张杲的《医说》引《集验方》所载，认为常人应该"每每外出，用雄黄桐子大，在火中烧烟薰脚绷、草履、领袖间"以消毒灭菌，防止疫菌通过衣物的接触而传染。

为了防治蚊虫，临安城里大量贩卖"蚊烟"，即干艾草压制成的香饼。同时，宋人还有专门用来熏燃的驱虫药，由木鳖、雄黄、艾草和合，效果很好。

而北宋黄冈名医庞安时针对当时的流行病，还专门总结了中药防瘟疫的"六字法"，即"饮、涂、嚏、扑、熏、念"，广为后世推崇。

为了治疗更多百姓，后来苏轼还把"圣散子方"药方传给了庞安时，庞安时又将其记录在《伤寒总病论》中，而苏轼、黄庭坚都为庞安时所写的《伤寒总病论》作了序。到了明嘉靖年间（1522—1566），《圣散子方》又单独成书，对明清的温病派都产生了极大影响。

据传，苏轼当年被贬黄冈时，躬亲稼穑，但是因不习农事，所以不久左手劳损肿痛，不能屈伸，并在治疗时结识了"名倾淮南诸医"的庞安时。

庞安时为他治愈手伤后，两人一同游览了清泉寺，苏轼当即写下了名篇《浣溪沙·游蕲水清泉寺》：

山下兰芽短浸溪，松间沙路净无泥，潇潇暮雨子规啼。
谁道人生无再少？门前流水尚能西！休将白发唱黄鸡。

大概也正是诗中传递出的这种中华文化特有的自强不息、旷达乐观的人文主义精神，支持着苏轼度过了那段人生的最低谷，也支持着宋代的中国人民一次又一次坚定地抗击疫情，并成功将文化和医学的种子保存下来，流芳百世，泽及子孙万代。

第二节　开封大疫与《太平圣惠方》

一、必然的意外

淳化三年（992）五月，开封发生持续干旱和大热，"京师大热，疫死者众"。

尽管在漫长的中国历史上，大大小小的疫情总是持续不断，但这种在城市中大规模暴发的瘟疫却并不常见，而这次瘟疫传播的速度之快，民众的死亡数量之多，都给当时的人们留下了十分深刻的印象。

从史家的记录来看，开封大疫的暴发大体上是由于当时天气温度过高所致，属于温病学中暑温的范畴。这种疾病，从今天来说，多是由微生物感染而引起，常见于夏季，百姓一旦患病，则起病急，进展快，症状重，会持续高热、进而昏迷，极为危险。

而这场大疫，也确确实实与当地当时的气候有着极大关系。实际上，在大疫之前，开封一带就连年大旱，气温飙升。

据《宋史》卷六十六《志第十九·五行四》载，从淳化元年（990）的正月开始，中原地区连续5个月没有降水，宋太宗为了求雨，"斋戒食蔬"，但效果并不明显；随后的"二年春，京师大旱。三年春，京师大旱；冬，复大旱。是岁，……三十六州军旱"。如此大规模长时间的干旱，无疑会极大地刺激病菌的繁殖和疫病的流行。

与此同时，北宋时期的开封城，也实在是一个瘟疫的适宜温床。

五代以来，开封一直作为中原王朝的首都，人口众多，民居密集，但与之前唐代城市所实行的严格的"坊市制度"不同，宋代兴起的都市已经逐渐发展为开放式的"街市制"，城内坊墙消失，规划模糊，街区连成一片，街道狭窄，店铺鳞次栉比（图4-3），并且还取消了宵禁，因此疾病的产生和传播就变得越来越容易。开封城内人口的密度、流动性、居住环境以及生活习惯都成了瘟疫暴发的重要原因。

二、颁赐圣方

所幸的是，北宋这个朝代，是中国历史上社会救济制度相对完备、组织实施得相对得力的一个时期。

面对京师发生的如此严重的疫情，北宋政府迅速地做出了反应，宋太宗先后发布三道诏令以应对疫病的流行。

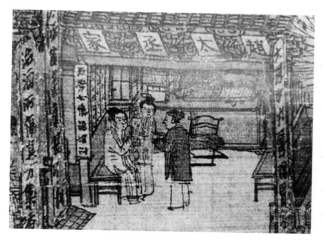

图4-3　写绘开封图景的《清明上河图》中的药铺

先是，宋太宗发布《行圣惠方诏》，将政府刚刚修撰完毕的《太平圣惠方》颁赐京城和全国各地，要求使用新的医学知识来防治疫病。

同时在诏令中，宋太宗规定了推广医学方书的具体步骤："令尚药奉御王怀隐等四人，校勘编类"，并以刻本颁行天下；每州又选择医术精明者充当医博士，令其专掌《太平圣惠方》（图4-4），并准许吏民传抄保存。

其次，除了刊刻和颁布医书，宋太宗还将太医署作为此次疫病救治的指挥机构，赐太医钱五十万，作为购买药品的资金，并要求太医署选择良医十人，分散在京师通衢要害之处，密切关

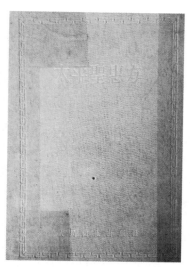

图4-4　《太平圣惠方》书影

注疫病的流行情况，遇见患者即立刻进行诊治。

接着，宋太宗又特派内庭宦官一人，作为疫病救治的监督官，随时向宋太宗直接通报疫病救治的情况。这种宦官虽然级别较低，但因是皇帝特派，所以地位显赫，权力很大，这也显示出了宋太宗对开封疫病的重视和救治的决心。

最后，从中国文化历来"天人合一"的理念和角度出发，宋太宗还从此次的开封大旱、大疫中自省，认为当时国家"政治有阙"，于是他督促各地官员尽心尽力，并不断派遣官员数十人到地方上重审案件，清理监狱，检查地方官员的舞弊行为，以求能够平息天地"不正之气"。

三、自助者天助

在政府采取了如此强力而又全面的救治措施之后，六月，开封疫情基本上得到了全面控制。

与此同时，天公作美，当年六月中下旬，开封城内忽然"大风昼晦"，于是顿时"京师疫解"。《宋史》卷六十七记载："淳化……三年六月丁丑，黑风自西北起，天地晦暝，雷震，有顷乃止。先是京师大热，疫死者众，及北风至，疫疾遂止。"

而北宋社会的上上下下，到这里才总算是松了一口气。

这场大疫无疑给宋人留下了深刻的影响，并使得当时的人们认识到了"黑风"与疫解的关系，以至于后来数次大疫中，有不少人都在期盼着"黑风"的到来。

其实，从现代流行病学的角度来看，这场迟到的大风，无疑能够使城内的高温下降，空气质量净化和改善，因此客观上减弱了病菌的生存空间；同时，政府对疫病的积极治理，也很可能已经使染病痊愈者产生了抗体；加上疫病暴发带来的人口剧减和民众疏散，也会直接导致城区人口密度的降低，所有因素综合在了一起，终于使得这次疫情没有变得更加可怕。

从史料的记载中可知，淳化三年的开封大疫应当是宋史中的第一场疫病。在这次疫病救治中，宋太宗的重视、政府机构的配合、中央官吏的督视、经济财政的支持，以及《太平圣惠方》的横空出世都起到了重要作用，也为此后政府应对流行疾病提供了极佳范例。

而自此之后，《太平圣惠方》这部医书也开始备受重视，并成为宋代中央政府、地方官员和医家防疫、治疫的必备方书，同时还辐射和影响了周边地区如辽国、西夏、高丽、日本等对疫病的认识。

四、惠及苍生

时间回到 30 年前，北宋刚刚建立，赵光义被任命为开封府尹，主管京城重地。每次患病时，他都会派人请一位来自河南商丘的道士给他瞧病。这位道士叫王怀隐，住在太清宫建隆观，因为平素"善医诊"，前来延请诊病的人络绎不绝。

王怀隐为人谦逊，淡泊名利，极受赵光义青眼。而在王怀隐的影响下，赵光义也渐渐开始喜爱和研究起岐黄之术，并留意和收藏名方达千余之多，"皆尝有验者"。

赵光义继位为宋太宗的第三年，江浙的吴越王钱俶派嫡子钱惟濬进京朝拜，结果钱惟濬因为旅途劳累，感染风寒，刚到京城，就卧床不起，太医们束手无策。最后宋太宗发下诏书，令王怀隐前去诊治，救回了吴越王的儿子一命。而这件事，也就成为《太平圣惠方》成书的直接原因。

后来宋太宗反思说："朝廷大臣患病后，不遇到医术高超的医生，性命尚不能保，何况普通百姓。良医虽然难求，但是验方可得，为何不把有效的验方系统编辑成册，颁布天下，以此来护佑百姓呢？"

于是宋太宗拿出了自己收藏的 1 000 多个验方，并让医官院的医官们献出家传验方，总计收集一万多个，同时命令由王怀隐来领头，副使王祐、郑奇，医官陈昭遇等协助，一起进行医书的编纂。

而王怀隐在编撰时认为："人有男女老幼之分，病因时因地而异，应把验方编成一部有纲有目，条分缕析，理、法、方、药俱备的综合性著作。"因此，在实际的工作中，王怀隐等以隋代巢元方的《诸病源候论》为医学理论蓝本，对每类疾病先陈述诊断之法，接着叙述治疗用药法则，再按照不同的临床表现列举具体的处方和变通方法。

在依靠毛笔记录的古代，编辑整理数百万字的巨著，绝非易事。在众人前后 14 年的艰辛努力之下，淳化三年（992）二月终于完成编纂，宋太宗亲自为之写序，并赐书名《太平圣惠方》，颁发全国各州使用。

这部《太平圣惠方》系统地总结了宋代以前的医学成就，是我国第一部由政府组织编写的大型综合类方书，也是中国医药学史上第一部病因、病理、证候学专著。全书共 100 卷，分 1 670 门（类），收方 16 834 首，共计 280 余万字，内容涉及五脏病证、外科、骨伤、金创、胎产、妇科、儿科、丹药、食治、补益、针灸等，在多个学科方面有所创举，并成为宋代"课试医生"的必备书目。

由于年迈和过度劳累，在完成编书任务的几年后不久，王怀隐就仙逝了，但是这部由他领衔编撰的《太平圣惠方》，却犹如闪亮的明星一般，高高地照耀在中医历史的长河之上，传承着无数医生的心血，永远恩惠着神州大地和生活在其上的中华民族。

第三节　麻风病的防治

一、无奈的诙谐

麻风病古称癞病，是一种具有传染性的疾病，在宋代广泛流行，患者深受其苦。

宋神宗熙丰年间（1068—1085），中书舍人刘攽晚年不幸得了麻风病，他的眉毛、胡须都脱落了，鼻梁也塌下来，形貌比较难堪。

和友人一起小聚的时候，大家拿古人的文辞、对联互相开玩笑，在座的苏轼就改刘邦的"大风起兮云飞扬，安得猛士兮守四方"这句诗为"大风起兮眉飞扬，安得猛士兮守鼻梁"。这明显是在嘲讽刘攽，在场诸位都笑出了声来，只有刘攽听了很郁闷。

刘攽原来是司马光编著《资治通鉴》时的助手，极有才华，然平素喜欢戏谑别人，挖苦人太甚，但这次也只能哑口无言了。

不过苏轼也并不是特别歧视麻风病患者。宋真宗年间，一位名叫做乔全的人年轻时患了"大风疾"，于是学道，经道士救治而痊愈，并活到了80余岁，于是苏轼专门写了首《送乔全寄贺君六首（并叙）》相送，诗中形象地记述了乔全从患癞病到痊愈的过程。

实际上，麻风病是一种古老的疾病，早在我国秦代，就已经开始密切关注了。《周礼·天官冢宰·亨人/兽医》中称："四时皆有疠疾。"《毛诗注疏》引《说文》称："疠，恶疾也。"或作癞。而《黄帝内经》中则多称"疠风"。

睡虎地秦墓竹简《封诊式》中也提供了很多秦代麻风病的诊断和发现案例："某里典甲诣里人士五（伍）丙，告曰：'疑（疠），来诣。'……令医丁诊之……"又，睡虎地秦墓竹简《法律答问》中载："'疠者有罪，定杀。''定杀'可（何）如？生定杀水中之谓（也）。或曰生埋，生埋之异事（也）。"这当是受科学防疫手段所限的无奈之举，只能根据情况将患者定杀生埋。

二、难疗之疾

宋代官修医书《太平圣惠方》《简要济众方》《太平惠民和剂局方》和《政和圣济总录》等称麻风病为"大风癞疾""大风癞""大风癞病""大风疾""癞病""恶癞"；《续资治通鉴长编》《桂海虞衡志》和《宋史》等称麻风病为"大风疾"；杨士瀛《仁斋直指方论》称麻风病为"大麻风"；王执中《针灸资生经》称麻风病为"麻风恶疾"；李杲《活法机要》称麻风病为"病风，又名脉风，俗名癞"；司马光《类篇》卷二十一指出："癞，落盖切，恶疾也。"

可见癞病在宋代时没有统一的名称，随着症状的变化，其称谓也随之变化，但大多数情况下称为癞病或癞疾，属风科诊疗范围，极难医治。

根据宋代记录的麻风病病案，患者通常初起先觉患部麻木不仁，次发红斑，继则肿溃无脓，久而蔓延全身，随即肌肤变白如屑，大块脱落，接着会出现眉落、目损、鼻崩、唇反、足底穿溃等严重证候，甚者皮肤变黑，溃烂流脓，臭秽不堪，造成终生残疾或畸形，对患者身心带来极大的伤害。

麻风病不仅严重伤害患者本人，同时也会引起整个社会强烈的恐慌。因此，自古以来，人们往往将患者弃之山谷，断绝往来，以防传染。在宋代，这样的情况依然存在。如苏辙《龙川略志》记载一乞丐，本利州山峡民家子，"少病癞，父母弃我山中"。当时的佛教界，有比丘患白癞，"众恶之"。道教经典《云笈七签》载："海空宝藏，闻说不闻，听说不听，起种种念。以是因缘，或得癞病，或得聋盲，或受畜生牛马猪犬，或受人形，六根不具。虽有人形，而无情智。"加之当时民间认为此病是由"自作不仁"和"宿业缘会"所得，故对患者身心带来极大的恐惧。

由于癞病极难医疗，影响恶劣，故被当时的政府列为众疾中难疗之首位。《政和圣济总录》卷一百九十九《神仙去尸虫》指出："疾中难疗者，莫过于癞，次是劳瘦。一染之后，子孙相传，时呼传尸。"

同时，宋代政府已经认识到麻风病具有较强的传染性，其中麻风病患者是重要的传染源，所以普遍建议采取隔离措施，将患者分开居住，其所用衣物、床第等烧毁，以防传染。在《太平惠民和剂局方》中，明确提出了要以祛风、杀虫、除癞、生肌、生血和调和营卫为治疗原则，坚持以药物治疗为主，主要有汤剂、丸剂、散剂、开剂、丹剂、酒剂和茶剂等。

三、药物和隔离

宋代医家对麻风病的防治进行了不懈的探索，提出了对患者进行隔离治疗和药物治疗两大原则，并明确指出杀虫在治疗癞病中具有重要的作用。

在与麻风病作斗争的过程中，宋代医生也积累了许多宝贵的临床经验和有效方剂，如用长松汤、二圣散、舟车丸、浚川散、浮萍散等治疗麻风病，效果甚佳。

绍定元年（1228）成书的《儒门事亲》（图4-5）"十形三疗"中，就记载了两个有关癞病治疗的病案。

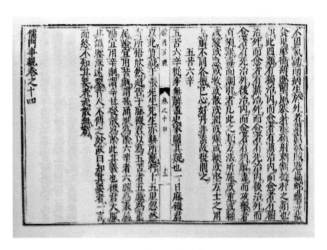

图 4-5　《儒门事亲》书影

第一个病案是朱葛解家患癞病案：

一名姓解的患者，因为得了麻风，求治到张从正门下。张从正对患者说：这个病要等到夏天才能治，现在是初春，天气寒冷，不能服用治疗药物，我这几天刚好要出门去宛邱，等五六月的时候再开始准备药物。

然而患者以为这是张从正推脱不肯治，于是就找了别的医生。

　　到了六月，张从正准备好了药物，让人去请患者。但是这时患者正在吃别人的方子，因此不肯来。张从正无奈地说：前些时候我不是托故不肯治，只是因为初春不能随便使用发汗药物，必须要等到暑月。《黄帝内经》上讲，治疗癞病，一定要针刺，同时用发汗药，这样进行针刺，一针能抵得上千针。所以"采萍歌"曰：

不居山兮不在岸，采我之时七月半；
选甚瘫风与痪风，些小微风都不算；
豆淋酒内下三丸，铁幞头上也出汗。

　　最后张从正感叹道：文人间往往喜欢相互诋毁，医生间则相互嫉妒憎恨，但是文人不过是自损，而医生这样做就是害患者了，这次解家大概就是这种情况吧。

　　而第二个医案是阳夏的一位张姓主簿患癞病的过程：

　　张主簿患病癞10余年，眉毛须发全都脱落了，皮肤则干枯甲错犹如树皮。张从正诊治之后断言说：像这种情况，如果患者还能出汗，那么还有得救。而且这种情况下发的汗，应该会是臭汗；催吐的痰涎，也是腥臭味的痰。

　　于是在治疗的时候，张从正就把患者关在闷热的房间里，而且还将墙上所有可能进风的缝隙都塞住，然后让患者服用三圣散进行催吐。患者不久就周身大汗，犹如卧在水中，并且汗味异常臭，吐出的痰液犹如鱼肆中的味道。张从正仔细观察，发现患者两足的足心也微微出了汗，于是又给患者服用舟车丸、浚川散，患者泻下多次。这样反复治了好几回，张主簿的麻风病才痊愈了。

　　医案中记录的两位患者均有眉须脱落、皮肤皱涩的症状，但考虑到患者处于不同的病理阶段，张从正治疗时采用了不同的药物。第一位患者以大蒜、浮萍等药发汗，同时配合针灸治疗；第二位患者则以三圣散、舟车丸、浚川散治疗，都收到了良好的效果。

除了张从正外，广大医学家也是麻风病防治的重要力量，如王衮、许叔微、窦材、严用和、张锐、王谬、杨倓、王执中、陈言、杨士瀛、刘完素、李杲等，他们对麻风病进行了长期的临床观察。

宋代之所以在瘟疫防治方面取得重大成就，与当时医学家的广泛参与是分不开的。在防治疫病的过程中，他们写出了大量阐发疫病病因、病理和病机的著作，中医基础理论和方剂理论也因此而得以提升和发展。

第四节　金元疫病专家刘完素

一、通玄处士

金元时期的医学是中国医学史上的一个重要分水岭，在当时战火连绵、天灾动乱不断的时局之中，百姓流离失所，瘟疫四处流行，中医面临严重的考验。

为了消灭疫病，救死扶伤，金元的医家们努力提高医学理论和临床水平。他们在总结前人经验的基础上，不断突破创新，针对当时的常见病和流行病的特色，开创了许多新的治疗手段和思路，从而形成了众多医学流派。而这其中，刘完素是当仁不让的翘楚和时代的先行者，因此，后世也尊他为"金元四大家"之首。

刘完素字守真，号"通玄处士"，是金代河间（今河北省河间县）人，故而被后人称之为"刘河间"（图4-6）。

他自幼聪慧，博学多识，同时耽嗜医书。据说，刘完素在年幼时，母亲生病后，因得不到及时救治而不幸病逝，有感于此，遂立志学医。

据《金史·列传第六十九》和《河间县志》记载："（刘完素）初云游四方，谋食江湖，遇异人陈先生（陈希夷）"，"以酒饮之大醉，及寤乃洞达医术"。就是说，刘完素曾拜宋代知名道家人物"希夷先生"为师，这或许与他后来提出的降火补水等医学理论有一定关系。

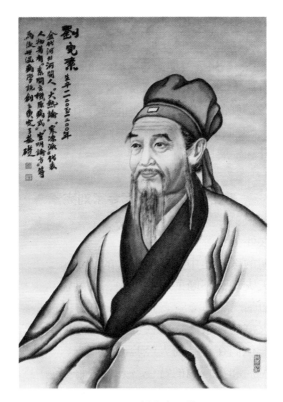

图 4-6　刘完素画像

1191 年，金章宗完颜璟的女儿得了重症，御医无策，于是朝廷传旨，让各州府举荐名医。当时的河间知府吴锐将刘完素推荐给了金章宗，据说刘完素经过悬丝诊脉，立下三方，效如桴鼓。公主痊愈后，章宗大喜，欲封刘完素为太医，然而刘完素淡泊名利，坚辞不受，不为富贵所惑，章宗无奈，便赐给了他"高尚先生"的名号，放其还乡。

后世的百姓为了纪念刘完素泽被一方的医生行迹，千百年中多次为他修庙塑像，并且镌刻石碑，记颂功德。新中国成立以后，抗日期间被摧毁的"刘爷庙"又被当地百姓重新整修，每年的正月十五，河间县都会举行隆重的庙会，以此纪念刘完素作为一名医家，对于民族和历史的深远影响。

除此之外，刘完素是《黄帝内经》大家，特别对《素问》的研究造诣极深。在《素问病机气宜保命集》序言中，他自叙："二十有五，志在《内经》，日夜不辍。"也许正是因为如此终生孜孜不倦地钻研经典，刘完素才积累了足够的学养，开创了一个新的医学时代，成为一代中医大家。

二、寒凉学派

古代医家常有"伤寒宗仲景，热病主河间"的说法，即张仲景为伤寒的辨治奠定了基础，而温热病的治法要以刘河间为宗。

实际上，刘完素所处的时代距汉代已经有一千多年，所谓"五运六气有所更，世态居民有所变"，气候变化，时代变迁，外感病发病的模式也发生了变化。

然而宋代为了规范行医，由官方设置了专门的药政机构——太平惠民和剂局，并编纂了《太平惠民和剂局方》，成为当时医生开方用药的临床标准指南。

因此，当时治疗瘟疫的医生的诊病手段也大多不离《太平惠民和剂局方》。然而，此书偏重于古法，用药多温燥，不少医家墨守成规，甚至根本不辨寒热虚实，按症索方，"官府守之以为法，医门传之以为业，病者恃之以立命，世人习之以成俗"，这就造成了后世所谓"温燥时弊"的问题。

但刘完素通过多年的临证实践，结合北方气候干燥、北人体质强盛的特点，在仔细研究《黄帝内经》病机十九条、运气学说及《伤寒论》之后，主张使用寒凉的药物来治疗当时横行肆虐的传染性热病。

刘完素结合五运六气理论，指出当时的疫病流行多从火化，"天以常火，人以常动，动则属阳，静则属阴，内外皆扰，故不可峻用辛温大热之剂"，明确提出了应当寒凉清热的观点，反对治疗热病妄用辛温热剂，以误人命。

初期，寒凉清热在当时被视为"异端"，彼时的中医学界陈陈相因，"伤寒风冷"之说人云亦云，因此刘完素的主张并未受到重视。尽管如此，他仍然坚持在行医过程中辨证施治，并逐渐因其高明的医术而名声大震。

这其中有名的便是"一针救二命"。据载，刘完素早年在乡间行医时，曾遇到因难产而死的妇人，但是根据种种迹象，他判断这有可能是"假死"，于是为其施行针灸，结果顷刻间孕妇苏醒，调养之后，还顺利产下了婴儿。此后，刘完素的医术远播民间。

而随着卓有成效的火热论开始流传，师从刘完素的医家也越来越多，先后有荆山浮屠、葛雍、穆子昭、马宗素、镏洪等从之，私淑者也不少，如张从正、程辉、刘吉甫、潘田坡等，最终形成了金元时期一个重要学术流派——"河间学派"，从而开创了金元医学发展的新局面。

三、运气抗疫

在刘完素的代表作《素问玄机原病式》中有这样一段话："易教体乎五行八卦，儒教存乎三纲五常，医教要乎五运六气，其门三，其道一。"由此可见，他对于中医基础理论之一的"运气学"是极为重视的。

所以，从《黄帝内经》中的"五运六气"出发，刘完素进一步仔细研究了热病的病机，提出了"暴病暴死，火性疾速故也"的观点，并首倡火热论。

在他看来，风、暑、湿、燥、寒、热等外来邪气在人体中的病理变化过程中，皆能化生火热，而反过来说，火热也往往是产生和招致六邪的重要原因之一，这就是著名的"六气皆能化火"学说。

举例来说，人体感受热邪之后，由于火热怫郁伤气，因此津液不布，水湿不运，可以形成湿邪；同时若湿气闭郁，亦可以内生火热。而因寒邪入侵导致的腠理闭塞，也可以引致玄府闭塞，

"热由内作，热燥于筋而转筋也"；同时热久损耗气血，也可以导致寒证。再比如，风有助火势之力，同时热盛又可以生风。

因此，刘完素对《素问·至真要大论》中所讲的病机十九条进行了扩充和发挥，将六气引起的 21 种病证扩大到 181 种，并详细阐发了由火热引起的 56 种，提出了"降心火，益肾水"为主的治疗理论，也为后世的温病学说奠定了基础。

刘完素对于后世医家的影响，并不止于寒凉清热的火热论，在与热病相关的临床杂病治疗上，他也极有建树地创造了一系列经典方剂。

其中，防风通圣散就是一个名方（图 4-7）。此方为寒凉派的代表方剂，为历来临床医生所重视，特别是清代温病派如吴崐、王泰林等都曾专门释方，并高度评价。

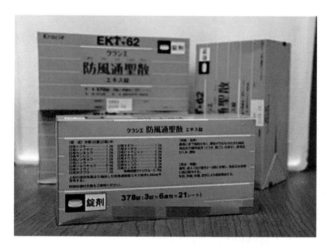

图 4-7　防风通圣散成药图

直到今天，民间中医都流行这样一句话："有病没病，防风通圣。"而这里的"防风通圣"，指的就是刘完素所创的表里双解名方——防风通圣散。

防风通圣散用途极广，集防与治于一体，尤其适宜春季服用。因为冬去春来、阳气初升之时，服用该药，可以发表清里，开散体内蓄积的风寒，预防温病的发生，所以此方至今都在广泛应用。

第五节　普济消毒饮与大头瘟

一、大头天行

1202 年的春天有些异常，天气暖得异常早，才到阴历四月，就燥热难耐。

这时候在北方金国的国境内，开始慢慢流行起一种时疫。据《东垣试效方》记载，患者开始的症状与伤风感冒有点相似，初起全身恶寒怕冷，感到肢体沉重，继而身体发热，呈现一派风热之象。

医生们使用清热攻下的方剂，一开始似乎还有点效果，但是，很快情形就急转直下：先是，患者的头面部浮肿，面部皮肤逐渐胀到眼睛都难以睁开；进而咽喉或塞或痛，水米难进；最后，患者舌苔黄燥，脉数有力，同时呼吸困难，缺氧喘息，全身症状迅速恶化，数日内被热毒夺去生命。

医生们开始束手无策。

更为可怕的是，在最开始，人们还没有发觉此病具有强烈的传染性，患者的亲友们频繁走动，相互探望、悼谒，然而没过多久，大家就发现，凡是与患者有过接触的人，回家后也会迅速感染时疫，出现同样症状。

于是一时间人人自危，家家户户紧闭门扉，人们不敢再轻易出门，街上空无一人，"亲戚不相访问"，整个国家上上下下陷入恐慌。

但瘟疫的传播趋势并没有因此减缓，很快，肆虐的疾病就席卷了全国，短时间内夺去了无数生命。

白天，风尘从街上刮过，偶见出殡的队伍中扶老携幼，在骄阳下抛洒着纸钱；夜里，乌鸦在树上冷叫，城内人烟稀少，灯火黯淡，只能听到远近传来隐隐的哭泣声。

在这种如死神般可怕的疾病面前，恐惧而又无力的人们给这"疫病鬼"起了一个形象的名字——"大头天行"。

根据后世医家的总结，这种病是因外感邪毒侵犯人体三阳经络，从而引起的以头面焮红肿痛、身体发热炽盛为主要特征的瘟疫病，后世又称为大头瘟、大头风、虾蟆瘟等。

当时的各路医生，手脚忙乱，翻遍了医书，然而，并没有找到相符的病证。这种瘟疫在之前的史料和医书中都没有记载，也查不到对症的缓解药物，虽然试着采用了各种办法，却总不见效。

但这并不能简单地归咎于当时的医疗水平低下。

"人众之损，万有一存""十州之地，不如往昔一州之民"，大面积流行的瘟疫对于任何一个大一统的国家和人民来讲，是关乎生死存亡的严峻考验。

从汉代起，中国的卫生理念和防疫意识就已经颇为超前，而到了宋代，防疫问题更受重视。那时候人们已经意识到尸体要及时掩埋，"煎水"可以消灭疾病的源头，而粪便处理不当，也会传播疾病。

但是，即使人们具有了各种经验，也还是抵挡不住来势汹汹的大头天行。

面对陌生的新疫情，医生情急之下，尝试了各种思路，有很多医生主张使用大承气汤攻下邪气，但患者服药后，症状虽可以稍稍缓解，却不久又会加重，而一泻再泻，往往使患者变得虚弱，甚至"比比至死"。然而，在这样的情况下，"医不以为过，病家不以为非"，也就是说，医生并不认为是误治之过，患者家人也不会责怪医生。

如此大疫之下，一眼望去，哀鸿遍野，不禁使众生心疑，难道这是天欲亡人，这个民族和国家，到此时已经是毫无希望了吗？

二、名方出世

在河南的济源县内，此刻正有一名年轻的税务官也在密切关注疫情，并为之忧心忡忡。

他叫李杲，字明之，号东垣（图4-8）。

这年22岁的李杲，出身于河北的名门大户——"真定、河间两地首富"李家。虽然如此，但李杲"忠信笃敬，慎交游，与人相接无戏言"，并非寻常纨绔子弟。

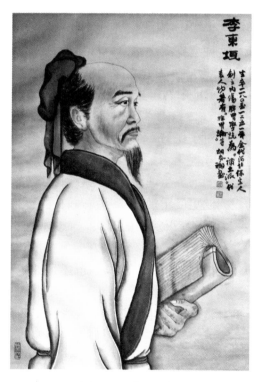

图4-8 李杲画像

据《元史·列传第九十》记载，李杲"幼岁好医药"，少年时，就提千金之礼，拜在燕赵名医张元素门下学医，"不数年，尽得其业"。

身为济源县税收监察官的李杲，此时刚刚上任，便遇到这样的灾情，但他并没有置身事外，而是对这种名为"大头天行"的疫病反复观察，仔细研究，对此病渐渐有了自己的看法，只是因为身在朝堂，并未悬壶，所以不得施展。

然而事有凑巧，不久，济源当地县令张县丞的侄子也染上了瘟疫。

到患病第 6 日，医生每天都用大承气汤加板蓝根，一开始，患者服用后会稍稍缓解，但翌日"其病如故，渐至危笃"。

眼见爱子一日不如一日，张县丞此时心乱如麻，正在此时，有人告诉他税务官李杲虽然年纪轻轻，但却是名医张元素的高徒，对岐黄之术颇有心得，不妨请他一试。

或许是病急乱投医，也或许是主治医生为了甩手的托辞，无论如何，年轻的李杲毅然站了出来，接手了这个已经病危的患者。

四诊过后，李杲察标求本，反复考量。他推翻了之前所有医家的思路，为之重新立方：

用黄芩、黄连味苦寒，泻心肺间热，以治疗疾病的根本；橘红苦平，玄参苦寒，生甘草甘寒，泻火补气以为臣；连翘、鼠黏子、薄荷叶苦辛平，板蓝根味苦寒，马勃、白僵蚕味苦平，散肿消毒、定喘以为佐；升麻、柴胡苦平，行少阳、阳明二经不得伸；桔梗味辛温为舟楫，不令下行。

黄芩（酒制，炒）、黄连（酒炒）各五分，人参三钱，陈皮、玄参各二钱，甘草、连翘、板蓝根、马勃、牛蒡子各一钱，僵蚕、升麻各一钱，柴胡五分，桔梗三分。

他吩咐患者家属将这些药物研成细末，一半用汤调，代茶不断服用；另一半炼蜜为丸，进行含服。

一帖良方，效如桴鼓。

正如李杲所料，张县丞之侄服完药以后病情大减，转危为安，不久就痊愈了，于是李杲就此名声大噪，他的家中开始被求医问药的患者所挤满。

李杲用此前的方剂作为基本方，给患者服食后，纷纷收到了极佳的疗效。为了推广此方，治病救人，他特意把自己研究出的心得药方刻在木板上，悬挂在集市、路口，以求让更多的人看到，而远近之间，凡是采用了这种方药的患者，没有不见效的。

良方随着疫病迅速传开，一时人们都以为此方是仙人所授，专来解救时难，于是将其命名为"普济方"，感恩戴德之下，将之镌刻于石碑上，以求流传永久。

普济者，普度众生之苦，救济一方平安。李杲后来在撰写医书时，遂将此方命名为"普济消毒饮子"。

三、大医千古

到了明代，医家汪机在《外科理例》中，将本方去薄荷、加人参，方名改为"普济消毒饮"，主治仍同原来一样，服法上改用汤煎内服，亦可制成丸、散服用。

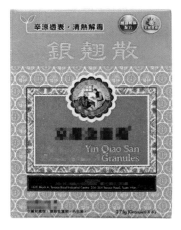

图 4-9　银翘散成药图

而随后的清代，名医吴瑭将李杲在普济消毒饮中立方选药的独到思路，归纳为"时时轻扬法"，并受此启发，创制出饮誉天下的银翘散（图 4-9）。

直到 800 年后的今天，普济消毒饮依然是治疗热性传染病的基础方和常用方，在中医治疗腮腺炎、脑膜炎，甚至风热邪毒所致的丹毒、急性扁桃体炎、淋巴结炎等疾病上，都效果突出，无可取代。

在李杲的普济消毒饮的作用之下，大头天行被渐渐降服，然而随之而来的，并不是安稳和平。大旱和饥荒接踵而至，中华大地又遭到蒙古军队的蹂躏，而随后的"大梁之围"，更是让我们感受到了一个时代的绝望："五六十日之间，为饮食劳倦所伤而殁者，将百万人……都人之不受病者，万无一二。"

医家李杲在这一次次地狱般的淬炼中，从一个"业余从医者"，蜕变成了一位真正的苍生大医。

1243 年，62 岁的李杲离开山东，回到了真定的祖居，开始著书立说，总结一生的医学经验和理论思想。他创立了"内伤脾胃"学说，泽及后世。

一种医学的重大发展，多与疫病直接相关，但是疫病到来之际，医学能否出现突破，仍要看当时医家的努力。

幸运的是，在中国几千年的历史长河中，总有许多像李杲这样，放弃个人安逸、怀有普济苍生信念的精诚大医，在民族和时代的巨大灾难面前，舍身求法，力挽狂澜。他们为后人留下的无数珍贵的良方效药，也正是保佑中华民族千万年生生不息、繁衍昌盛的守护神。

第六节 抗击军中疫情的罗太医

一、传道李杲

据湖北名士砚坚的《东垣老人传》记载，李杲 65 岁时医术大成，决定返回老家定居，著书立说，同时开始物色传人。这时，罗天益被推荐给了他。见面时，李杲问：你是来学挣钱的呢？还是来学医道的？罗天益回答说："亦传道耳"。于是深得李杲赞赏。

为了让罗天益能够安心求学，李杲提供他求学期间的食宿等一切费用。苦学 3 年之后，李杲又拿出了二十两白银，对罗天益说："我知道你家里生活比较困难，长此以往，怕你会半途而废，现在这些钱给你，希望能改善一下你家人的生活。"

面对老师的恩重如山，罗天益竭力推辞不敢接受。于是李杲又劝他说："比钱更重要的学问，我都全部传给你了，何必还在乎这点小钱呢?"老师的高风亮节和精湛医术深深打动了罗天益。在李杲的精心培育下,罗天益认真刻苦地学习了8年,尽得其传,"发言造诣,酷类其师",成为当时著名的医家。

魏晋以来直至宋代,中医学的发展一直处于经验积累的阶段,医家偏重于经验方药的收集应用。经过千年的临床经验积累,医学理论的总结已势在必行,脏腑病机的研究已成为当时医学发展的客观需要。

罗天益生活于金末元初,他的学术思想遥承张元素,授受李杲,强调脏腑辨证、脾胃理论、药性药理的运用,是易水学派发展过程中承前启后的一位重要医家。

二、随军罗太医

1251年前后,罗天益回乡行医,以善治疗疮而显名,不久被征召为元太医,随元军南下。在军中,他四处访师问贤,不断取长补短,以提高医术。

罗天益曾向针灸大家窦汉卿、忽公泰等学习针灸治法,而这两位都是当时的名家。窦默,字汉卿,曾向名医李浩学"铜人"针法,著有《针经指南》《铜人针经密语》等书,代表作为《标幽赋》。忽公泰,即忽泰必烈,字吉甫,也是元代著名的蒙古族针灸学家,著有《金兰循经取穴图解》。

随军同行的太医颜天翼(字飞卿)和刘禅师,也是罗天益虚心请教的对象。颜天翼是元代名医,精通《难经》,尤其擅长疣瘤疥癣等外科疾病。

此外,他还向邓州儒医高仲宽学得白术安胃散,投之得当,屡有效验。通过向当时众多名家的学习,罗天益不仅提高了个人医疗学术水平,更对整个易水学派的理论丰富、乃至金元时期的中医学理论体系的完善起到了积极的推动作用。

据史料记载,罗天益当时深得忽必烈信任,故而经常出入行营,随军远行,为将士治病疗伤。从医案中记载的患者身份也能看出，被他治疗的多是金元的达官贵人和将领主帅。

然而在民间，长年的战乱导致了医生的普遍缺乏，而真正有学识的名医就更加少了，即使是地方行政官员，也难以求得上医。

《卫生宝鉴》卷二记载，罗天益随军打仗到了开州，一位千户侯高国用，自述 70 岁的父亲感染了痢疾，被当地医生误作风证，服用了搜风药物之后，"利下数行而死"。这并非个例，又如：丁巳（1257 年）冬十月，罗天益到汴梁城，当地名伶的儿子心下痞证，被误投牵牛之类的峻下药，冷汗如洗，口鼻渐冷而卒。

与当时这些喜欢使用验方的医生不同的是，罗天益重视医学理论，立方用药讲究固护人体正气，多用温阳药物。

当时的中书左丞相粘合重山感染风毒，一开始脚肿、脚痒，进而发为全身性症状，遍身肢体微肿，其痛手不能近，足胫尤甚，足痛到不能穿鞋，骑马只能光脚，实在是难以忍受。

这位粘合公之前曾以痿证求治于李杲，但此时李杲已经去世 5 年，于是由罗天益来诊治。罗天益诊毕，认为患者"血实宜决"，于是先用三棱针在肿处放血，血色紫黑，放了半升血，肿消痛减，又用当归拈痛汤进一步调养，第二天就好了。

三、抗御瘴瘟疟

战争期间，军医所需要治疗的疾病中，除了外科创伤以外，传染病也为数众多。在当时的卫生条件下，军中常有因尸体未及时掩埋而导致的瘴气；有特殊自然环境、蚊虫肆虐带来的瘟疫；还有因缺乏卫生基础设施导致的人传人疾病；一般士兵自不必说，甚至还有高级将领被感染的例子。

《卫生宝鉴》（图 4-10）卷三记载，罗天益随主帅南下出征，打到扬州时，俘虏了一万多人。而庆功宴上，年近七旬的主帅"内选美色室女近笄年者四"，也就是挑选了 4 名十四五岁的年轻女孩作为丫鬟侍奉左右。于是罗天益劝说主帅：这些俘虏在战争中大多受了惊吓，加上日常生活饥饱不定，多半身体受损，感染了各种疾病。主帅您年纪大了，体质下降，而且领兵打仗，深入敌境，任务繁重，压力又大，还是谨慎为上，不要轻易接近这些俘虏比较好。

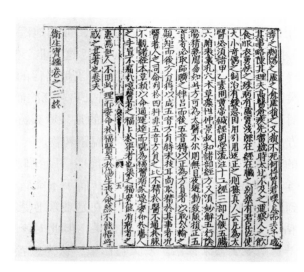

图 4-10　《卫生宝鉴》书影

这位主帅似乎讳疾忌医，并没有采纳罗天益的意见。不过到了第二天，副帅偷偷对罗天益说：你讲得很有道理，我从 13 岁去打回鹘起，在军中这种事情见得多了，那些患者确实跟你说的一样十分危险，轻易不应该接近。

结果到了腊月，天降大雪，那些俘虏受不住饥寒交迫，普遍开始腹痛腹泻，形成了感染极广的时疫。正月军队到了汴京，有人来送礼贺春，主帅在宴会上痛饮了几杯，免疫力下降，结果跟那些俘虏一样得了病。其症为头疼、咳嗽、下利腹泻，须臾之间，迅速转危。罗天益为他诊治时，但见"其脉短涩，其气已衰，病已剧矣，三日而卒"。

除此外，书中还记载了戊午年（1258）元军攻下襄阳，蒙古军事将领昔良海，因食酒肉饮乳，得霍乱吐泻，从朝至午，精神昏聩的例子；还有乙亥年（1275），一名 45 岁的治廉台王，领兵守卫涟水，因为当地地势卑下潮湿，加上行军劳役过度，饮食失节，在秋深发了疟疾和痢疾，一月之间，此人饮食全减，形容羸瘦，不得已来向罗天益求治。

晚年诊务之余，罗天益以《黄帝内经》理论及张元素、李杲之说为宗，旁搜博采众家，结合自己的体会，撰写了《卫生宝鉴》。

这部书中记载了他平生经手的大量医案，从中能看出，行军所遇到的各种治验，成为罗天益平生主要的临床经历之一。

这些丰富多样的案例，不仅是了解那个时代的历史资料，更是不可多得的宝贵战争疫病记录，对于后世流行病的研究，乃至世界医学史，都是不可或缺的。

参考文献

1. 脱脱，等. 宋史 [M]. 北京：中华书局，1985.

2. 宋濂，等. 元史 [M]. 北京：中华书局，2000.

3. 马端临. 文献通考 [M]. 北京：中华书局，2011.

4. 郑元祐. 遂昌杂录 [M]. 四库全书本. 1765（清乾隆三十年）.

5. 苏轼. 苏轼文集 [M]. 孔凡礼，点校. 北京：中华书局，1986.

6. 庞安时. 伤寒总病论 [M]. 王鹏，王振国，整理. 北京：人民卫生出版社，2007.

7. 王怀隐，等. 太平圣惠方 [M]. 北京：人民卫生出版社，1958.

8. 太平惠民和剂局. 太平惠民和剂局方 [M]. 刘景源，点校. 北京：人民卫生出版社，1985.

9. 赵佶. 圣济总录 [M]. 北京：人民卫生出版社，1962.

10. 张子和. 儒门事亲 [M]. 邓铁涛，赖畴，整理. 北京：人民卫生出版社，2005.

11. 刘完素. 素问玄机原病式 [M]. 孙治熙，孙峰，整理. 北京：人民卫生出版社，2005.

12. 李东垣. 东垣医集 [M]. 丁光迪，文魁，编校. 北京：人民卫生出版社，1993.

13. 罗天益. 卫生宝鉴 [M]. 北京：人民卫生出版社，1963.

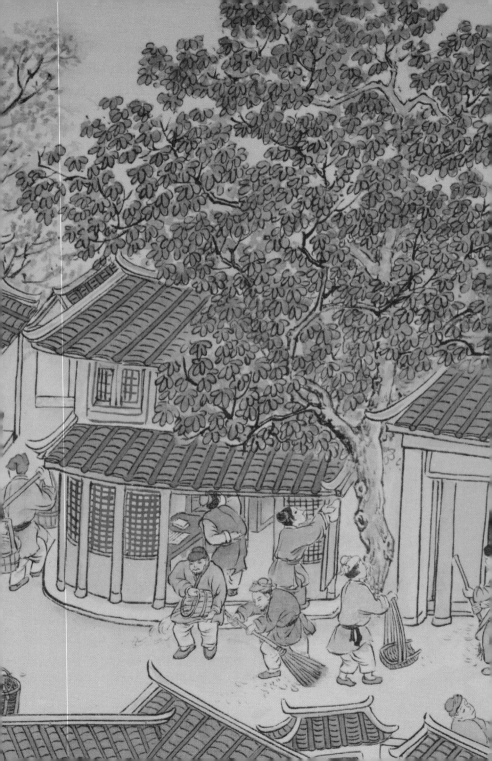

第五章

明清时期抗疫图景

　　明清时期，中国传统社会的经济重心已从黄河流域转移到长江流域中下游地区。此时期，长江中下游地区经济得到了迅速发展，形成很多行业的中心，手工作坊多，规模较大。随着人口流动的频繁，水陆交通更加便利，城市的规模也越来越大，人口相对集中，文化也出现繁荣的景象（图5-1）。但是，这背后也为疫灾的暴发埋下了潜在的隐患。发达的丝棉纺织业造成了城镇的环境污染，城镇密集的居民产生了大量的生活垃圾。由于人口大量增加，出现乱砍滥伐的现象，造成严重的水土流失。明末清初，太湖地区就曾多次发生水灾。明末清初，连年的战争，四处蔓延的兵灾等，都为瘟疫的流行埋下各种隐患。

　　疫病的暴发一般都与自然因素和社会因素有关。明清时期是瘟疫高发时期。据张志斌在《中国古代疫病流行年表》一书中统计，明代疫病一共发生过176次，是历史上瘟疫高发、热病肆虐的时期。尤其万历十六年（1588）的疫病最为严重，受害区域波及13个省92个县。明代不仅瘟疫发生次数在中国历史上空前增多，而且瘟疫多具有突发性和剧烈性的特点，一旦暴发就会导致人口大量死亡。有时候甚至出现全家在疫灾中死亡的惊人地步。据统计，清代发生传染病在74次以上，死亡人数超过10万人。清代是霍乱高发时期，曾经有过4次严重的霍乱流行。

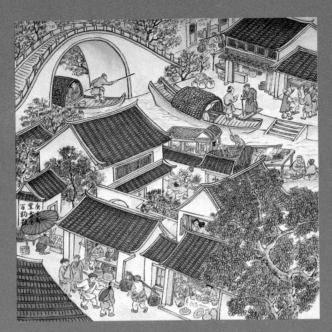

图 5-1　江南百姓生活图

　　由明入清的医家吴有性在《温疫论》中记载，明末清初，各种疫病流行，有发颐、大头瘟、虾蟆瘟、疟痢、痘疮、斑疹、疮疥疔肿、瓜瓤瘟、疙瘩瘟等。通过这些描述可以推测，这些疫病应该包括鼠疫、天花、痢疾、疟疾等。

　　与此同时，面对疫病的广泛流行，医学界奋起抵抗，在疫病的防治方面取得了一定成绩。清代林庆铨撰《时疫辨》，提出二十四字治疫纲领："未病而防避之，已病而能解之，病重而消除之，病愈则调理之。"尤其需要指出的是，明清时期还创造了人痘接种的方法预防天花，并且形成温病学派，创新了治疗热病的方法。

第一节　防微杜渐

面对疫病，我国古代医家不断进行实践与探索，在疫病的预防和治疗等方面，积累了宝贵的经验。尤其到了明清两代，中医疫病学逐步发展并成熟起来，不少医家针对疫病预防提出了许多新的学术观点。尤其古代医学一向重视"不治已病治未病"，这种防患于未然的思想对指导传染性疾病的传播具有十分重要的意义。

一、养正

"养正"就是保证人体的正气充足。正气是人体生命功能活动和抗病功能的总称。保养正气是抵御疫病的基础，机体的正气旺盛是抵御邪气的基本保障。早在《黄帝内经》时期，预防疫病的基本原则就是"正气存内，邪不可干"，同时还要"避其毒气"。

对于正气的重要性，明清医家多有阐述。如吴有性在《温疫论》中强调："本气充满，邪不易入。本气适逢亏欠，呼吸之气，亦自不及，外邪因而乘之。"吴有性还列举了一个生动的案例加以说明：昔日，有三个人，同时在清晨冒着雾气出行，其中空腹的人接触邪气后死了，饮酒的人接触邪气后也死了，只有早起吃饱饭那个人没事。同样感受了疫邪之气，为何会不同呢？饱食者正气相对充足，而饥饿和饮酒，使人正气不足，更容易被邪气所侵犯。清代名医叶桂认为，病邪能否致病与人体正气的强弱有非常紧密的关系。他认为"积劳""劳倦"等更容易感受疫邪。因此，叶桂提出："颐养工夫，寒暄保摄，尤加意于药饵之先。"意思是身体虚弱者在平时需要休息保养，调畅情志，且精神的调摄对于疫病预防具有重要的意义，甚至胜过服用药物。明代医家熊立品也提出"时气大发，瘟疫盛行，循相传染之际，内则养定精神，外则加谨防范"，如果"其人元气壮盛，精神强健，则正气充实，病气尸气无从侵入"。

中医认为，人的形体与精神在生理上相互资生、相互依存，精神情志对抵御疾病至关重要。乐观的精神能安定人的精气，使气血营卫畅通无滞，越是对疫病产生恐惧之心，则越会导致气机逆乱，或气郁化热，产生毒热之邪，从而更容易招致疫病。《黄帝内经》中提出的"恬惔虚无，真气从之，精神内守，病安从来"在疫病流行期间显得尤为重要。保持神志安宁，心情舒畅，人体的正气就会旺盛，抗病能力才会增强。

二、药物

药物对预防疫病有积极的作用。

古代医家认为，人体的正气除了来源于先天的禀赋，还依赖于后天的调养与补充。其中，利用药物滋补来增强正气是重要的方法之一。在疫病流行期间，对平素体虚者用药物来防疫，所用药物多为补益类药物。主要包括以下几种：

明代龚廷贤在《寿世保元》中说："人生之初，具此阴阳，则亦具此血气。所以得全性命者，气与血也。血气者，乃人身之根本乎。"由此可见，气血是人体生命的根本动力。当人体内气不足，或气机运转失常，不仅会影响人体健康，还会影响血的运行。因此，补气是提高机体防疫能力的用药原则之一。补气的代表药物主要包括人参、党参、五味子、大枣、甘草、黄芪、白术等。

明代楼英在《医学纲目》中引《素问·阴阳应象大论》："积阳为天，积阴为地。阴静阳躁，阳生阴长，阳杀阴藏。阳化气，阴成形。"意思是说："阳气积聚而上升，就成为天；阴气凝聚而下降，就称为地。阴的性质为静，阳则为动。阳主萌动，阴主成长；阳主杀伐，阴主收藏。阳主万物的气化，阴主万物的形体。"由此可见，阳不足，阴偏盛时，则会出现阳虚而生外寒。滋补助阳的中药可以调整人体阴阳，以达到阴阳平衡的目的。助阳的代表药物主要包括补骨脂、淫羊藿、仙茅、锁阳、杜仲、肉苁蓉、菟丝子等。

明代张介宾在《景岳全书》中说："血者，水谷之精也。源源而来，而实生化于脾，总统于心，藏受于肝，宣布于肺，施泄于肾，而灌溉一身，无所不及。"由此可见，血对人体有营养作用，通过血脉输布全身，为各脏腑、组织器官的生理活动提供物质基础，以维持人体的正常生理功能。血还为人的精神活动提供物质基础，血液充足，则人的精力充沛，思维清晰，感觉灵敏。因此，补血也是提高机体防病能力的原则之一。补血的代表药物主要包括当归、阿胶、白芍、何首乌、鸡血藤等。

明代赵献可在《医贯》中说："阴阳又各互为其根，阳根于阴，阴根于阳，无阳则阴无以生，无阴则阳无以化。"阴不足时，阳偏盛则阴虚生内热；阴不足时，阳也不足则出现虚热、虚寒或阴阳两虚。因此，需要通过滋阴来调整阴阳达到阴阳平衡。滋阴的代表药物主要包括黄精、玄参、麦冬、天冬、枸杞子、鳖甲、龟甲等。

当然，对于这些药物，还需要根据个人的体质和自身状况，根据季节气候特点，参考春宜升补、夏宜清补、秋宜平补、冬宜温补的原则，辨证施补。

三、饮食

饮食是活人之本，也是一把双刃剑。

一方面，从养生的角度来说，饮食得宜，能够保证正气充足，以抵御疫邪的侵犯；另一方面，饮食不洁，或者饮食不当，能够造成体内食积，热毒酝酿，加之腐坏的食物会损人肠胃，伤及元气，使外邪得以乘虚侵入，从而感患时疫。

早在《黄帝内经》中就已经指出，上古之人通过"谨和五味""食养尽之"的方法来达到形与神俱的目的，以抵御外邪。调节饮食在防疫方面非常重要。

首先，应该节制食量。清代王孟英在霍乱的预防中就曾提出不能过饱。他在《随息居重订霍乱论》中说："因近人腹负者多，厚味腊毒，脏腑先已不清，故秽浊之邪易得而乘之，同气相求，势所必然之事。"

其次，宜清淡饮食。尤其在夏季，最好以食用应季的蔬菜为主。

此外，古代医家对于饮酒是否能预防疫病，说法不一。有人认为饮酒是预防瘟疫的措施之一，在有瘴气之处，饮食不可过饱，每日需饮酒数杯。但也有反对的说法，王孟英就认为酒是湿热之品，夏季尤其不可饮用。总的来说，酒性温，少饮可以发散外邪，用于防疫，但是其性湿热，不可过饮，多饮反而使湿热蕴积体内，容易造成内热与外邪相感召。

总之，在疫病流行期间，既要吃好，又要节制，适当进补。

四、导引

"导"是导气，导气令和；"引"是引体，引体令柔。导引是我国古代形成的一种以呼吸运动与肢体运动相结合的养生术。导引术本源于上古时期，后为道教承袭，发展成一种修炼的方法。医学领域也提倡用导引术来锻炼身体，达到调营卫、除风邪、益血气、疗百病的目的。

明代是养生功法迅速发展的时期。这一时期，导引术得到了进一步的丰富。五禽戏、八段锦、易筋经等各种功法相继发展，注重把人的精神、形体、气息三者能动地结合起来，提倡身心并练，内外兼修，以调和气血，防治疾病。明代高濂的《遵生八笺》中，整理了四时导引法、五脏导引法、太上混元按摩法、天竺按摩法、婆罗门导引法、八段锦导引法、治万病坐功诀等，以提高自身正气，增强抵抗疫病的能力（图5-2）。万全在《养生四要》中强调身心调和以提高对疾病抵御的能力，做到"不思声色，不思胜负，不思得失，不思荣辱，心无烦恼，形无劳倦，而兼之以导引，助之以服饵，未有不长生者"。汪昂在《勿药元诠》中也详细记述了导引、气功、摄养等防病健身的方法。

现代医学研究发现，通过导引术的锻炼，调身可以使全身骨骼、肌肉放松，有利于中枢神经系统，尤其是交感神经系统紧张

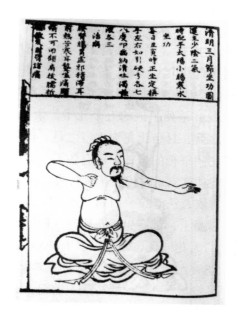

图 5-2　明代高濂《遵生八笺》所载导引术

性的下降，从而使情绪得到改善；调息则通过呼吸的调整，可以按摩内脏，促进血液循环，增强器官功能，还可以兴奋呼吸中枢，进一步影响和调节自主神经系统；而调心（意守、入静）时对大脑皮质起到保护性抑制作用，可使大脑皮质细胞得到充分的休息，亦能对外感性有害性刺激产生防护作用。

第二节　谈花色变

天花是古代流行的一种烈性传染病。若干个世纪以来，天花的广泛流行使人惊恐战栗，谈"花"色变。然而，天花也是人类历史上第一个被彻底消灭的传染病，为此，中国的"人痘接种术"做出了巨大贡献。18 世纪，中国的人工种痘法传遍全世界，成为人工免疫的先驱。

一、痘神

传说，姜子牙伐纣，与余化龙交锋，其子暗用妖术将毒痘四处撒播，导致周兵全营染上痘毒。危急时刻，姜子牙拜求伏羲氏赐丹救治。痘疹治愈后，将士脸上竟都留下了点点瘢痕。姜子牙大怒，攻打余化龙并杀死了他的五个儿子，余化龙也拔剑自刎。姜子牙克商兴周之后，封余化龙为主痘之君。这便是中国正统痘神的来历。至于民间祭祀的痘神，还有各不相同的名称，也有不同的故事流传。痘神其实是古代天花流行的产物。

考古发现，古埃及法老拉美西斯五世（Ramesses Ⅴ）木乃伊的面部、脖子和肩膀上，都有患天花所造成的瘢痕，这是发现的人类历史上最早的天花病例，距今已经有 3000 多年的历史。作为一种瘟疫，天花曾经给人们带来巨大的灾难。大约 2000 年前的一场天花在罗马肆虐了 15 年之久。11 世纪，罗马教皇组织十字军远征，正是这种可怕的传染病使十字军几乎全军覆没。在刚刚过去的 20 世纪里，天花夺走 3 亿多无辜的生命。尽管 20 世纪战争频繁，但死于战争的人数是死于天花人数的 1/3。

天花，中国古代称之为"痘疮"。早在清廷入关之前统治者便已经对天花有了非常深刻的认识。入关以前，蒙古族和满族生活在寒冷的塞外，那里气温比较低，不利于天花的流行。但是，随着军事上的扩张，在南下的过程中蒙古族和满族开始接触并感染天花。天花的高传染性与高死亡率很快便引起了他们的恐惧。1627 年初，刚刚继任汗位的皇太极便提出："倘遇时行痘疾，可令我未出痘之诸贝勒及蒙古未出痘之诸贝勒还。"要求在前线打仗的没有得过天花的满蒙贵族将领，在天花流行的时候尽快撤回以避免传染。这说明，当时满蒙统治者已经认识到天花的传染性，并且认识到得过天花的人会获得免疫，终生不会再感染。因此，蒙古族把得过天花的人称为"熟身"，没有得过天花的人称为"生身"。后金时期，满族还设置了专门的"避痘所"，在天花流行之际，对没有患天花的人进行强行隔离。

　　清廷入关以后，天花依然对清代的政治有着一定的影响。一直以来，蒙古族都是清廷最重要的同盟者，清廷一直优待蒙古王公贵族，采用联姻亲善的安抚政策。每年，都会有很多的蒙古王公贵族进京"朝觐"，但是，对中原地区天花的恐惧却成为这种政治交往的一大障碍。顺治皇帝就曾经下令，多年不接见来京的外藩首领，后来又规定没有得过天花的蒙古王公可以不用入京觐见皇上。在康熙时期，采取了更为妥善的办法，在今天的河北围场县，设置了以"习武绥远"为目的的木兰围场，借围猎为由接见蒙古王公以联络感情，消除他们进京的恐惧。此后便逐渐在现在的承德修建了行宫，也就是今天的承德避暑山庄，而避暑山庄也成为清代第二个行政中心。

　　然而，无论是"痘神"（图5-3）还是"避暑山庄"，都不能真正抵御天花的袭击。天花，具有极强的传染性，能够引起严重的后果。

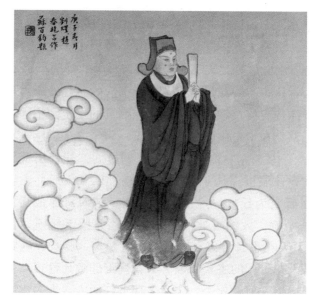

图5-3　中国古代痘神

二、痘痕

天花到底是怎样一种疾病？它为何如此"凶猛"，又是怎样传播的呢？

中国古代称天花为痘疮，或痘疤痕。晋代葛洪所著《肘后方》最早记载了天花的症状及流行情况："以建武中于南阳击虏所得，乃呼为虏疮。"（建武：东汉光武帝刘秀年号，25—56年）据此推断，天花在1世纪左右传入中国，因战争俘虏带来，故名"虏疮"。书中还说："永徽四年（653），此疮从西流东，遍及海中。"这也是最早关于天花流行的记载。及至唐宋，天花的发病人数逐渐增多，以至于民间俗语称："生了孩子只一半，出了天花才算全。"15世纪之后，由于交通的便利，人员来往更加频繁，天花开始在中国广泛流行，以致蔓延深宫禁闱。清顺治十八年（1661）正月清世祖驾崩，3天后不满8岁的玄烨继位，成为名传千古的康熙大帝。此前顺治皇帝心仪的继位人选是次子福全，而孝庄皇太后则比较倾向于三子玄烨。双方争执不下之际，顺治皇帝询问了在宫中当差多年的西洋传教士汤若望。汤若望以玄烨脸上有麻瘢，出过天花，已经获得终身免疫为由，说服顺治皇帝立玄烨为帝。由此可见，天花在大清皇帝眼中的分量。

西医学认为，天花是由天花病毒引起的急性发疹性疾病，主要通过飞沫或直接接触而传播。天花病毒的抵抗力很强，能对抗干燥和低温，在尘土中可生存数月至一年半之久。感染了天花病毒以后，有10天左右潜伏期，潜伏期过后，开始出现发热、乏力、头痛，体温可高达41℃以上。发病3~5天后，患者出现红色斑疹，后变为丘疹、疱疹、脓疱疹。脓疱疹形成后2~3天，逐渐干缩结痂，大约1个月后痂皮脱落并留下瘢痕，俗称"麻斑"。重型天花患者常伴有败血症、骨髓炎、脑炎、脑膜炎等并发症，是天花致死的主要原因。天花病毒的致死性很高，很多人在皮疹尚未出完前就死去，侥幸生存下来的人，大多皮肤会留下永久性麻斑，甚至双目失明。

天花病毒有高度传染性，没有患过天花或没有接种过天花疫苗的人，不分男女老幼包括新生儿在内，均能感染天花。例如，20世纪60年代，德国某医院曾经发生过3楼天花患者房间开窗导致5楼也出现天花的案例。

三、种痘

面对肆虐的天花，中国古代的医生积极探索，采取预防措施。据清代医家朱纯嘏《痘疹定论》记载：宋真宗（或仁宗）时期，四川峨眉山有一医者能种痘，被人誉为神医，后来被聘到开封府，为宰相王旦之子王素种痘获得成功。后来王素活了67岁。这个传说或有讹误，但也不能排除宋代有产生人痘接种萌芽的可能性。到了明代隆庆年间（1567—1572），随着对传染性疾病的认识加深和治疗痘疹经验的丰富，便正式发明了人痘接种术。清代，人痘接种术得到逐步推广，并世代相传。在西方，英国医生琴纳直到1796年方才发明接种牛痘预防天花。

清初医家张璐在《张氏医通》中全面介绍了天花的预防接种方法。主要有：

"痘衣法"：将天花患者的内衣，给被接种者穿上，目的是使被接种者感染而得一次天花，这是最原始的方法。

"痘浆法"：采集天花患者身上脓疮的浆，用棉花沾上一点，然后塞进被接种者的鼻孔。

"旱苗法"：把天花患者脱落的痘痂，研磨成粉末，再用银制作的细管子吹入被接种者的鼻孔。

"水苗法"：把天花患者脱落的痘痂，研磨成粉末，用水稀释后蘸在棉花上，塞在被接种者的鼻孔中。

人痘接种，实际上是采用人工方法，使被接种者感染一次天花而获得终身免疫。但是，这种早期的种痘术并不成熟，被接种者有可能会感染重型天花而死亡。通过反复实践，医生总结出3条经验：一是使用痘痂研粉作为种苗，痘浆法和痘衣法毒性不易控制，被逐渐淘汰；二是不能用自然感染天花患者的痂皮作为种苗，种苗必须取人工接种而出花的患者；三是种苗必须经过"养苗""选炼"，使之成为"熟苗"以后才能使用。也就是说，古人采取连续人工接种的方式，逐渐完成种苗减毒的过程，最终获得毒性低、安全性高的种苗。据说，当时不少精明的医生家里，都保存有这种安全性很高的种苗。采用这种改进了的种苗，预防天花的效果怎样呢？清代郑望颐在《种痘方》中指出：过去，医生种痘若是能达到百分之八九十的成功率，则称为太平痘。……如今，要是为 100 个小儿种痘，假设其中损伤四五个，则必然要惩罚种痘的医生……这反映了当时的情况：治疗天花，要求种痘的失败率不能高于 5%，否则，种痘医生就可能丢掉饭碗。

江南地区气候暖湿，天花当时已经有过多次流行，人们不仅对这种传染病有着清晰的认识，民间还出现了人痘接种术来预防天花的发生。明末清初，江南的人痘接种术便已广泛流传，并且出现专门的痘师，以接种人痘为生。朱纯嘏就是一位专职种痘师。朱纯嘏，字玉堂，江西新建县人。他少习举子业，后攻医术，擅长儿科，尤其对痘疹之证研读尤深。朱纯嘏非常崇拜同是江西人的聂尚恒。聂尚恒原本为官，做过宁化县令，但他精通医理，著有《奇效医述》《医学源流》《活幼心法》《痘科慈航》等医书。朱纯嘏曾说过："聂尚恒以乡进士出任宁化县令，卓有政声。惜当时以儒臣显，不列名于医林。"他认为聂尚恒虽然一生为官，但更应该以医术著称于世。朱纯嘏学习并继承了聂尚恒《活幼心法》中有关痘疹的叙述，又结合自身在临床实践中对痘疹的病因、病理、诊断、症状的认识，撰写《痘疹定论》4 卷（图 5-4），详细介绍了人痘接种术预防天花的方法。经过多年实践，朱纯嘏接种人痘的技术日益长进，精湛的接种技术引起了宫廷的关注。

康熙十七年（1678），皇太子出痘，在皇太子出痘期间，有

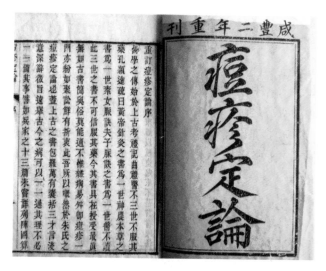

图5-4　清代朱纯嘏《痘疹定论》

个叫傅为格的候选知县，因为侍奉皇太子出痘有功，被升为武昌通判。康熙皇帝通过傅为格了解到，民间有种痘预防天花的医术。2年后，康熙皇帝再次把傅为格召入宫中，专门负责为皇子种痘。此后，为了彰显皇帝对种痘的重视，太医院专门开设"种痘局"。康熙二十年（1681），为加强宫廷种痘的力量，康熙命内务府广储司郎中徐廷弼到江西寻求痘医，当时督粮道参政李月桂选中了技术精湛的朱纯嘏，朱纯嘏通过试种考核后，与陈天祥一起被调入太医院种痘局为皇室子孙种痘。不仅如此，康熙皇帝还派朱纯嘏到蒙古地区，专门为蒙古人种痘、医痘。朱纯嘏在大草原种痘20余年，取得了良好的效果。为了表示感谢，蒙古贵族给朱纯嘏赠送了很多礼物。康熙皇帝与王公大臣谈及此事时曾感慨地说："国初人多畏出痘，至朕得种痘方，诸子女及尔等子女，皆以种痘得无恙。"

　　到17世纪，中国的人痘接种术已普遍推广，并流传至欧洲。中国发明人痘接种术，是对人工特异性免疫法的一项重大贡献。

第三节　温病学派

千百年来，中国古代医家在经历了多次大疫流行后，逐渐积累经验，至明清之际，中医外感病的治疗走向成熟，温病从伤寒中分离，温病学理论体系形成，涌现出许多温病学派的名医，为温病学派树立了坚实的学术地位。

一、杂气

古人认为，相对于人体的"正气"而言，自然界中包含了6种不同的致病"邪气"，即风、寒、暑、湿、燥、火。在正常情况下，风、寒、暑、湿、燥、火称为"六气"，是自然界6种不同的气候变化，是万物生长的条件，对人体是无害的。当气候变化异常，六气发生太过或不及，或非其时而有其气，以及气候变化过于急骤等，在人体正气不足，抵抗力下降时，六气就会成为致病因素，并侵犯人体发生疾病。这种情况下的六气，便称为"六淫"。一直以来，"六气致病学说"都是中医外感病病因的基本理论。然而，明末医家吴有性突破了这一传统病因学观点。

吴有性是谁？他对疫病的病因有哪些新观点？

《清史稿·列传二百八十九》记载："吴有性，字又可，江南吴县人。生于明季，居太湖中洞庭山。当崇祯辛巳岁，南北直隶、山东、浙江大疫，医以伤寒法治之，不效。有性推究病源，就所历验，著《瘟疫论》。"明清朝代更替之际，是社会最为动荡黑暗、局势最为复杂多变的时期。政府荒政不力，朝廷敲骨吸髓般的盘剥，以及四处蔓延的兵灾等，都为瘟疫的流行埋下各种隐患。江苏吴县，依附于太湖地区，河流密集、交通便利、资源丰富，本属于经济、文化、科学比较发达的地区，然而，明末清初，便利的水陆交通却导致多次大规模的瘟疫流行。生活在江苏吴县的吴有性便亲身经历了明末江南地区种种的动荡及瘟疫。瘟疫流行期间，吴有性积极深入疫区，治病救人，积累了丰富的治疫经验，写了《温疫论》一书，形成了一套温热病的辨证论治方案，使温疫证治有绳墨可循。

首先，吴有性提出了疫病病因的新概念——杂气学说。他认为，疫病是由于"杂气"感染所致。杂气又称为戾气、异气等，是天地间别有的一种特殊的"气"。杂气不是气候变化所能导致的，而是感天地间的"疠气"而生成的另外一种具有传染性的致病物质。吴有性认为，杂气具有强烈的传染性，看不见，摸不到，却真实存在，它从人体口鼻而入，只要相互接触，就有传染的可能，揭示了疫病的病因，在中医病因学说中独树一帜。

在吴有性治疗的医案中，有一个患者，名叫朱海畴。他感染疫病后出现四肢不能活动，身体僵硬如同雕塑一样的症状。患者服用过 3 剂承气汤，每剂中大黄的用量都达到一两左右，但是用药后并不见效果。患者家属本已觉得无望，听天由命，最后请吴有性再试一试。吴有性观察到患者舌生芒刺，脉象节律并不乱，是"有神"之脉。他认为患者是典型的里证，需要继续使用泻下的方法。原来的方法不能获效，是由于病情重而用药量太轻。随即，吴有性将大黄用量加到一两五钱，患者服后眼睛有时稍微动一下。再服后，舌苔上的硬刺消失了，紧闭的口逐渐张开，并能轻微言语。第 3 剂药服后，舌苔消退一些，精神好转。第 4 天服用柴胡清燥汤，第 5 天患者又一次舌生芒刺，心烦发热的程度也有所增加，吴有性再次使用泻下法。第 7 天又一次使用承气养荣汤，热势有所减退。第 8 天仍然使用大承气汤，患者自己能够轻度活动肢体。总之，半月之内，共使用大黄十二两，患者明显转好。又经过 2 个月的调养，患者痊愈。吴有性认为，自己在临证过程中，治疗疫病患者不下 1 000 名，但遇到如此危重的患者却为数不多，不超过三四个。所以，他在《温疫论》（图 5-5）中把这个病例保存下来，作为后世医家抢救危重患者的参考。在救治朱海畴的过程中，吴有性注重"察舌用药"法，且大胆使用大黄，首剂就用一两五钱，这正是他提出的疫病逐邪为第一要义的重要体现。

通过长期临证实践，吴有性对疫病的认识与治疗取得众多成就，为清代温病学派的形成发出了先声。他也因此得到了"治温证千古一人"的赞誉。

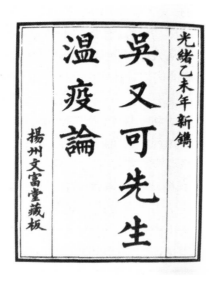

图 5-5　明代吴有性《温疫论》

二、温病

中医治疗外感病有两大学派，一个是伤寒学派，一个是温病学派。东汉末年，张仲景确立以"六经辨证"为主的外感病诊疗体系，用伤寒方治疗一切外感病。明末清初，温病学派从伤寒学派中分离出来。他们认为张仲景只是讲了外感寒邪侵袭人体的证治情况，还有一种温热阳邪，且这种温热之邪侵袭人体后，治疗方法与伤寒是不一样的。清代医家叶桂首次阐明温病的病因、感受途径和传变规律，明确提出"温邪"是导致温病的主因，从根本上划清了温病与伤寒的界限，首次提出明确的温病概念，并确立以"卫、气、营、血"四个层次为主体，由表及里的辨证方法，将"伤寒"与"温病"两大学说从辨证方法上区分开来，创立温病学派的诊疗体系，标志着中医学在辨证水平上的又一次提高。

"大江南北，言医者，辄以桂为宗。""桂"就是叶桂！

叶桂，字天士，号香岩，江苏吴县人，出身世医之家，祖父叶时通医理，尤精通小儿科，父亲叶朝采也精医术，轻财好施，吴中诸地争相求治者日夜不绝。叶桂自幼聪颖过人，读书过目不忘。他白天拜师攻读经书，晚上从父研习岐黄之学。14岁时，父亲不幸去世。他多方拜师学医，兼采各家之长，成为温病学派的宗师。叶桂擅长治疗时疫和痧痘，一生都忙于临床，无暇写作。一日，叶桂出诊归来，与弟子顾景文等走水路经过太湖，被太湖秀丽的美景所吸引，决定在西洞庭山停留几日。与弟子泛舟湖上时，叶桂对顾景文谈起他对"温病"的见解。听到叶桂的讲解，顾景文马上记录下来，并进行整理，最后将叶桂的口述编辑成著名的《温热论》流传后世。《温热论》为温病学说的形成开创了理论和辨证的基础。书中创立的卫气营血辨证论治方法，表明温病的病理变化主要是卫气营血的病机变化，并提出了"在卫汗之可也，到气才可清气，入营犹可透热转气，……入血就恐耗血动血，直须凉血散血"的温病治疗大法。在诊断上则发展、丰富了察舌、验齿、辨斑疹白㾦等方法。（图5-6）

雍正癸丑（1733年），苏州地区疫气流行。由于上一年发生了严重的海风潮，潮灾不仅导致大批居民死亡，还引起饥荒，环境受到污染，来年夏季开始，暴发瘟疫。据清代魏之琇《续名医类案》记载，当时江苏巡抚请叶桂来帮忙抗疫。叶桂认为，此次瘟疫的症状主要是壮热烦渴、丹密肌红、咽喉疼痛肿烂，属于烂喉痧的症状。他拟定甘露消毒丹以利湿化浊，清热解毒，救治了很多人。

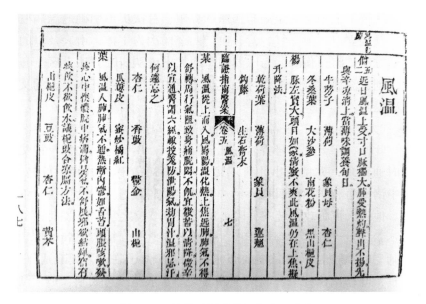

图 5-6　清代叶桂《临证指南医案》

200 年来，私淑其学说的代不乏人，叶桂也被尊为温病学派的宗师。

三、三焦

"三焦"一词最早出现在《黄帝内经》中，是六腑之一，与其他五腑一样，不仅有结构形态，而且有着其他脏腑不可替代的生理功能。但是，由于《黄帝内经》中缺乏对三焦解剖位置以及形态结构的具体描述，所以在后期理论衍变中，很多医家认为，三焦有名而无形。清代温病大家吴瑭（字鞠通）结合自己对热病治疗的经验，创造性提出温病的三焦辨证纲领。

吴瑭生活在清乾隆至道光年间，出生在江苏淮阴一个清贫的知识分子家庭。幼年，他随父亲学习，准备参加科举考试踏入仕途。可惜天不遂人愿，吴瑭 19 岁时父亲病逝。因不懂医学，他对父亲的病逝愧恨不已，觉得不学医实在无颜立足于天地之间，于是开始购买医书，伏案苦读，毅然放弃了科考之路。3年后，吴瑭偶然得到去四库馆检校《四库全书》的机会，在此期间，他看到了宋元以来的大量医书，对医学有了更广泛的涉猎和深入的认知。此后，京城暴发了一场突如其来的温疫，众多医生束手无策。他抱着尽力一试的心态却治好了数十人之多。经次大疫，吴瑭积累了一定经验。他发现，高热患者的很多症状都是相同的，只有舌象表现不同，而舌象不同治疗用药就会相去甚远，且舌象还可用来预判疾病最后的走向。通过观察，他发现高热患者津液存亡至关重要，舌润则很可能病愈，舌燥则是凶险之象，生死存亡全在舌象上。见微知著，细心体察，他对疫病患者舌诊的总结，使温病学派形成一套有效的舌诊手段，至今被中医临床家所重视。

东汉末年，医圣张仲景所著《伤寒杂病论》为后人树立了用伤寒之法治疗外感病的范式，在相当长一段时间里无人能出其右。明清之际，叶桂提出卫气营血的温病理论，并运用专治温病的方子，至此伤寒和温病才分开。吴瑭根据自己治疗疫病的经验，在叶桂的基础上，补充和完善了卫气营血辨证的不足，从病理角度提出将心、肺、心包的病变归于上焦病变，脾、胃、大肠病变归于中焦病变，肝、肾病变归于下焦病变。并且，吴瑭还总结出"治上焦如羽，非轻不举；治中焦如衡，非平不安；治下焦如权，非重不沉"的温病治疗纲领。两种辨证纲领相得益彰，形成一横一纵的理论体系，使温病学的辨证论治体系更加完备。

历经多年积淀，吴瑭撰写完成《温病条辨》（图5-7）。成书付梓之前，再次暴发了疫病，他的同乡显贵汪先生催促他赶快把书印出来，及时传播出去，用来救治百姓。吴瑭对自己不太自信，担心无法救治病患，最后在惴惴不安中出版。出乎意料的是，《温病条辨》一经问世就受到医家的广泛关注，三焦辨证被广泛运用于临床，后来翻刻重印达数十次之多。

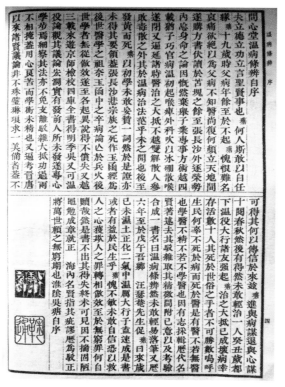

图 5-7　清代吴瑭《温病条辨》

四、湿热

湿热病是中医外感热病中的一大类型。由于既感受湿邪，又感受暑热之邪，就会成为湿温。此外，湿邪如果久留体内，日久也可以伏而化热，成为湿热之邪。这种病的发生，与季节有很密切的关系。夏末秋初，既热且湿，湿中生热，人处于这样的自然环境之中，平时身体虚弱的人往往容易感受湿温。由于湿的特点是黏滞，热的特点是炎炽，湿温致病，既有湿邪，又有热邪，因此，热邪由于湿邪的黏滞而难以消除，湿邪则因为热邪的弛张而弥漫上下，致使病情十分严重。清代医家薛雪以擅长治疗湿热病而闻名，编著了《湿热论》《医经原旨》等著作，对湿热病进行了精辟的总结，指出："夫热为天之气，湿为地之气。热得湿而愈炽，湿得热而愈横。湿热两分，其病轻而缓；湿热两合，其病重而速。"薛雪之所以深入研究湿热病，主要因为他的母亲患有湿热病。从为母治病开始，薛雪致力于医学研究。

薛雪，字生白，号一瓢，清吴郡（苏州）人，出身于书香世家，曾祖薛虞卿是明神宗时的著名画家，受其曾祖影响，少年学诗于吴江叶燮，博学能诗文，兼工书法，学东坡居士，善画兰竹。薛雪与袁枚交往甚密，两人相差35岁，却是忘年之交，诗词唱和，留下一段佳话。袁枚曾赋诗曰："先生七十颜沃若，日剪青松调白鹤，开口便成天上书，下手不用人间药。"薛雪回复："吾之医与君之诗，共以神行，人居室中，我来天外。"袁枚在《小仓山房诗文集·与薛寿鱼书》中说："一瓢先生，医之不朽者也。"薛雪行医，多有奇效！袁枚的厨师王小余病疫已死，即将殓棺埋葬。正巧薛雪来访，诊视后笑着说："我喜欢和疫鬼交战，或许可以得胜。"于是拿出一粒丸药，捣石菖蒲汁调和灌入死者口中，然后叮嘱袁枚："鸡叫时当有声音。"鸡鸣以后，厨师果然死里逃生。

对于湿热的治疗，薛雪形成了一套完整的理论。薛雪将湿热在表分为3种，一是湿邪伤表，一是湿邪在肌肉，一是湿热侵犯经络。湿邪伤表，可见恶寒、无汗、身重、头痛、胸痞、腰痛等表现，治疗可以用藿香、香薷、羌活、苍术皮、薄荷等使在体表的湿邪散去。湿邪在肌肉，可见恶寒、发热、汗出、身重、关节痛、胸痞、腰痛等，治疗用滑石、大豆黄卷、茯苓皮、苍术皮、藿香等解肌散热。湿邪侵入经络，可见四肢牵引拘急，甚则角弓反张、口噤等，治疗用鲜地龙、秦艽、威灵仙、滑石等清除经络的湿热邪气。根据湿热邪气的不同位置，辨证分型，丰富并充实了温热病学的内容，对温热病的发展有相当贡献。（图5-8）

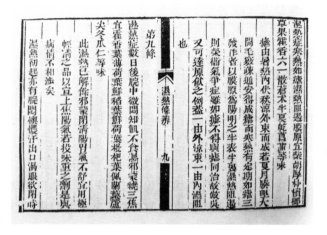

图5-8 清代薛雪《湿热条辨》

第四节 多措并举

明清两代，由于疫病高发，政府也比较关注瘟疫的防控，采取一定措施，控制瘟疫的流行。同时，民间慈善组织逐渐扩大，在疫病的救助方面，发挥了越来越重要的作用。

一、消毒

古代，人们并没有现代意义上的"消毒"概念。但对于传染性疾病的病因，认为是一种看不见、摸不到的"戾气"所致，因此，通过各种方法，消灭这种可以传播的"戾气"，去掉空气中的"毒气"成为防止疫病流行的办法之一。

首先，古人针对患者用过的所有衣物进行消毒。李时珍在《本草纲目》中指出："天行瘟疫，取初病人衣服，于甑上蒸过，则一家不染。"这是中国古代最早用蒸气消毒衣物的记载。这个方法在清代被广泛记载并实施。如刘奎《松峰说疫》说："将初病人贴身衣服，甑上蒸过，合家不染。"罗世瑶在《行军方便便方》一书中记载："将初病疫气人贴肉布衫，于蒸笼内蒸一炷香，久则全军不染。"贾山亭《仙方合集·辟瘟诸方》中也记载："天行时疫传染，凡患疫之家，将病人衣服于甑上蒸过，则一家不染。"这种熏蒸病患衣物的方法就是现代意义上的蒸汽消毒法。古人没有一次性衣服，更没有防护服，通过高温来灭菌，清洁衣物既经济又实用，同时也防止疫病通过衣物传播。

其次，古人针对暴露的尸体进行消毒。无论是战争动乱或者灾荒疫病，都会导致士兵或百姓的大量死亡。由于人们急于奔逃，经常会出现"白骨露于野"的惨状，这些无人掩埋的骸骨因为暴露在空气中很有可能导致疫病再次流行，或发生新的疫病。因此，统治者会针对尸体进行掩埋或焚烧，来达到消毒的目的。明永乐二年（1404）二月，明成祖命耿孝等"收骸骨十余万，聚瘗于北山之麓，封树其墓而严禁樵牧"。明代还发布诏令，掩埋暴露于荒野的朽骨，并且严禁发掘或破棺取物。明代皇帝采取掩埋骸骨的措施，可能直接动机未必完全是为了预防疫病，但这些措施从客观效果上看，确实为消灭病原体，预防疫病发生起到了积极作用。

再次，古人针对居住的场所进行消毒。明清时期有很多利用药品燃烧或蒸煮进行消毒的记载。李时珍《本草纲目》多处记载，凡疫气流传，可于房内用苍术、艾叶、白芷、丁香、硫黄等药焚烧以进行空气的消毒辟秽，如"苍术：山岚瘴气，温疾恶气，弥灾沴。烧烟熏，去鬼邪"。清代赵学敏《串雅外编》记载"李子建杀鬼丸"："藜藿一两，虎头[①]一两五钱，雄黄、鬼臼、天雄、皂荚、芜荑各五钱。上为末，蜜丸如皂子大。热病时气，烧一丸安床头。"清代王孟英《随息居重订霍乱论》也记载："天时潮蒸，室中宜焚大黄、茵陈之类，亦可以解秽气，或以艾搓为绳，点之亦佳。"上述均属于烟熏消毒法。除了焚烧药物消毒以外，还有

---

① 虎头：现为禁用品。

用蒸汽消毒的方式。明代薛己曾用黄芪、芍药、当归，大锅水煎，使药气充满室内进行空气消毒。

二、隔离

明代李中梓在《医宗必读》中指出："凡近视此病者，不宜饥饿，虚者需服补药，宜佩安息香及麝香，则虫鬼不敢侵也。"这是对密切接触肺痨患者提出的具体预防措施，其目的是为了突出躲避疫邪。然而，最佳的躲避方法不是服用药物，而是隔离。

其实，"传染"一词早在明清时期就已经被提出。明代虞抟在《医学正传·劳极》中记载："其侍奉亲密之人，或同气连枝之属，熏陶日久，受其恶气，多遭传染。"清代《疫痧草》（图5-9）也记载："家有疫痧人，吸收病人之毒而发病者，为传染。"古人不仅认识到疾病的传染性，还提出要避免与传染病患者接触，以避免邪毒染易。清代陈耕道在《疫痧草》中明确提出隔离的重要性："家有疫痧人，吸收病人之毒而发病者，为传染。兄发痧而预使弟服药，盍若弟发痧而使兄他居之为妙乎?"隔离患者，与患者分开居住，以防止疾病蔓延。

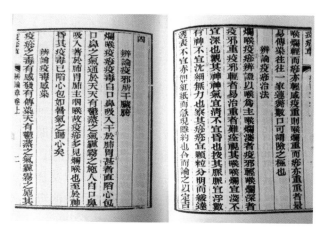

图 5-9 清代陈耕道《疫痧草》

不仅如此，陈耕道还指出医者为病患诊治时也要注意自我防护，"宜远座不宜近对，即诊病看喉，亦不宜与病者正对，宜存气少言，夜勿宿于病者之家。"林之翰在《温疫萃言》中也提出，医患之间"相对坐立之间，必须识其向背"。清代熊立品在《治疫全书》中进一步提出瘟疫流行时节的"四不要"原则，即"瘟疫盛行，递相传染之际……毋近病人床榻，染其秽污；毋凭死者尸棺，触其臭恶；毋食病家时菜；毋拾死人衣物"。清光绪年间（1875—1908），广州鼠疫流行，有村庄在村外搭建专门的房屋来供省城返村的村民居住，有效防止了疫病的传入。杨栗山在《寒温条辨》中说"一人病气足充一室"，要注意室内的通风与隔离。因此，探视病患时，要求探视者"须谨避风口，视今日是何风，如属东南风，则直向西北方侧坐，切不可使病人之气，顺风吹入吾口，又须闭口不言"。

明清两朝，为防控瘟疫做了很多努力。其中以清代天花防治最为典型。明代萧大亨在《夷俗记》中记载，内蒙古一带的少数民族有"凡患痘疮，无论父母、兄弟、妻子，俱一切避匿不相见"的做法。清初设有"查痘章京"一职，专司检查京城的天花患者，一旦发现，即令其迁出四五十里以外，并开始对外来海船实行海关检疫，以防痘疮天花等传染病传入国内，这是我国最早的检疫制度。由于清政府的重视，天花在清代得到了控制。

三、熏香

一直以来，古人都有芳香辟秽的观念。清代医家喻昌在《尚论篇》中指出："古人元旦汲清泉，以饮芳香之药；上巳采兰草，以袭芳香之气，重涤秽也。"在"元旦"和"上巳"节日时，人们或内服或外用芳香药，以驱秽辟疫。芳香类药物通常会被制作成熏香、炷香、枕香或佩香等，来防病驱邪。

一是熏香。熏香是把香药隔火加热、或烘烤、或直接放在火中焚烧的方法，使香气四散，以防止疫病传播。李时珍在《本草纲目》中记载苍术时说："陶隐居亦言术能除恶气……故今病疫及岁旦，人家往往烧苍术以辟邪气。"此外，艾叶、白芷、丁香、硫黄等药物的记载中也有相似的辟疫功效。

二是闻香。闻香是把香药直接塞进鼻孔，或放在鼻前嗅闻的方法。清代林之翰在《温疫萃言》中记载："治天时温疫疠气，用孩儿菊，俗名醒头草，取叶塞鼻中，秽气不染。"还有用新鲜苏叶塞鼻中，有相似的功效。明代方书《医方考》中还有五神丸等塞鼻法的配方。

三是佩香。佩香是把香药晒干，或研成末制作香囊，悬挂于居室各处、或佩戴在身上的方法。《本草纲目》记载了将"钓樟叶置门上"以辟疫的方法。

四是饮香。饮香是直接饮用香药煎煮的配方、或酒剂、或丸散剂的方法。喻昌在《尚论篇·详论温疫以破大惑》中指出："人之鼻气通于天，故阳中雾露之邪者为清邪，从鼻息而上入于阳，入则发热头痛，项强颈挛，正与俗称大头瘟、虾蟆瘟之说符也……治法，未病前预饮芳香正气药，则邪不能入，此为上也。"解释了饮用芳香药物御邪的原理。历代文献中，芳香类药饮有很多，如屠苏饮、太仓公辟瘟丹、七物赤散等。叶桂认为："未受病前，心怀疑虑，即饮芳香正气之属，毋令邪入为第一义。"喻昌指出："未病前预饮芳香正气药，则邪不能入。"这些都阐明了芳香类药物在预防疫病方面的作用。

现代药理实验研究表明，芳香药的主要成分是挥发油，它可以经口鼻吸闻，对嗅神经产生良好的香味刺激，对局部腧穴产生缓慢刺激，能使机体免疫球蛋白含量增高，增强人体防御能力。同时，像藿香、艾叶、佩兰等芳香类药物，确实具有抗病毒作用。

四、卫生

个人的生活环境、卫生习惯与疫病的发生、传播密切相关。自商周时期开始，古人就非常重视环境卫生，保持房屋周围环境清洁，空气清新，尤其居所周围的沟渠应该保持畅通，避免潮湿或积淤死水的污染，定期除虫灭鼠，以防止疫病的发生。（图5-10）

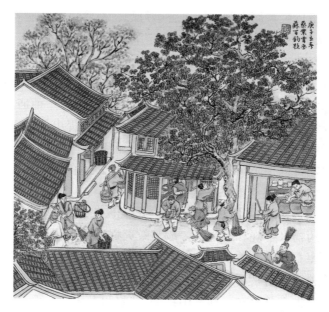

图 5-10　洒扫图

清代尤乘在《寿世青编》中说："人卧室宇，当令洁净，净则受灵气，不洁则受故气。故气之乱人室宇，所为不成，所根据不立，即一身亦尔，当常令沐浴洁净。"经常打扫房间，可以防止疫邪的产生，从而有效预防疾病。清代王学权在《重庆堂随笔》中提出："宣气之法，不但用药为然，如衣被宜洁净，饮食宜澹泊，卧房宜宽绰，窗户宜开爽，侍人勿杂，灯火少燃，清风徐来，疫气自然消散，反是则热气、浊气益为疫气树帜矣。病家医家，皆宜识此。"王孟英认为："住房不论大小，必要开爽通气，扫除洁净。"由此可见，古人认识到要避免疫气的熏染，应该尽可能加快空气流通。明末的谢肇淛就曾经对紧闭门窗以免中风寒的做法提出反对。他说："闽俗最可恨者，瘟疫之疾一起，即请邪神，香火奉事于庭，惴惴然朝夕拜礼……一切医药，付之罔闻。不知此病原郁热所致，投以同圣散，开辟门户。使阳气发泄，自不传染。而谨闭中门，香烟灯烛，焄蒿蓬勃，病者十人九死。"认为室内不注意通风，空气污浊，会加重患者的病情，还会使疫气无法及时排出室外，增强了疫病的传染性。

清代医家刘奎在《松峰说疫》中记载："凡瘟疫之流行，皆有秽恶之气……试观入瘟疫之乡，是处动有青蝇。"他通过观察，发现苍蝇是传播疫病的重要媒介。因此，刘奎提出了"逐蝇祛疫法"。汪期莲在《瘟疫汇编》中也认识到苍蝇是霍乱的传播媒介，认为灭蝇可以预防霍乱的传播，提倡使用防蝇食罩等，要求注意饮食卫生。明代赵学敏在《本草纲目拾遗》中提出："昔人谓暑时有五大害，乃蝇、蚊、虱、蚤、臭虫也。"提出用百部、藜芦、矾水等药物来杀蝇和驱蝇。一般驱蚊灭蝇经常采用烟熏法，选用药材主要有艾草、苍术、菖蒲、苦楝子、柏子仁、木鳖子、雄黄等，单独或混合燃熏。古人很早就认识到老鼠与疫病流行有关。清代洪亮吉在《北江诗话》中提到："赵州有怪鼠，白日入人家，即伏地吐血死，人染其气，亦无不立殒者。"生动地描述了鼠疫的传染过程，并提倡消灭老鼠，杜绝后患，起到切断传染源以及控制传染途径的作用。古代灭鼠方法比较多，包括抹墙、堵洞以及采用酒、石灰等，或者用几种草药杀灭老鼠。对于死鼠的掩埋也格外重视，提出有鼠死，要时时观察、警惕，埋鼠要掩鼻转面，以避免接触死鼠。灭虱、蚤、臭虫等方面，《外科活人定本》记载"治身痒生虱，内银朱、陈艾，纸卷筒熏衣，即除"。

良好的个人卫生习惯对于预防疫病也很重要。清代刘奎在《松峰说疫》中记载："于谷雨以后，用川芎、苍术、白芷、零陵香各等分，煎水沐浴三次，以泄其汗，汗出臭者无病。"药浴后不再次冲水，直接擦干穿衣即可。唯洗浴后要马上擦干，以免毛孔打开后易受风寒。另外，古书还有记载用佩兰等草药洗浴，可以预防疫病，保持健康。

古人很早就很强调保持饮食卫生以防病。如在饮用水方面，重视水源清洁。为了保持水源的洁净，古人注意对水源的管理。如王孟英提出："平日即留意或疏浚河道，毋使积污，或广凿井泉，毋使饮浊。"

第五节　同心同德

疫灾暴发后，传播速度快，很容易造成"十者九难生，漏人不漏户"的悲惨局面。面对疫病的肆虐，人们从最初的束手无策，到慢慢汲取经验，最后政府制定相应的对策，民间慈善机构伸出援手，共同实施各种防疫措施，同心同德，取得抗疫的胜利。防疫作为一种社会性活动，单纯依靠某个医家，或者地方政府的力量是远远不够的，需要社会、政府、群众之间共同努力。

一、施药

古代从医者人数比较少，且医学知识普及速度慢，尤其偏远地区，民众更难得到医治。所以，在疾疫发生时，政府往往会颁布防治疫病的药方，发放防治疫病的药物，并普及医学知识。

明清时期疫病比较猖獗，政府对瘟疫的发生也十分关注。明清皇帝继承了以前朝代的赐药政策，实施了延医施药的对策。在疫病流行时，明代帝王一般都主动派遣医官巡视病情，并由惠民药局发药、施治。据记载，明嘉靖二十年（1546）五月，疫气流行，嘉靖皇帝令太医院差官到顺天府施置药物，不仅如此，嘉靖皇帝还亲自查阅方书，制"济疫小饮子"方，命礼部刊行推广。明万历十五年（1587）五月，京城疫气盛行，皇帝命选太医院高水平医生，分批到五城地方诊视给药，且每家给银六分、钱十文，以救助疫灾。清顺治十一年（1654），疫病流行，皇帝下令，在景山东门外盖药房三间，委派太医院散发药物。康熙十三至十六年（1674—1677），疫病流行，皇帝广施药饵，活人无数。康熙二十年（1681）又在五城设药厂15处，为百姓免费治病。乾隆元年（1736），贵州一带多有瘴气流行，乾隆皇帝下令多多预备平安丸、太乙紫金锭药物，分给各路军营，以备一时之用。由此可见，明清帝王在预防和控制流行病方面起到了一定的作用。

疫灾暴发时，施药于民也是民间社会主要的应对形式之一。尤其是施药于民，是疫灾流行时期，帮助民众免受疫病侵扰最为直接的方式之一。明清中后期，国家层面的药政机构如同虚设，地方医疗资源急缺，医少地广的情况下，民间救助成为主要的施救方式。如明万历十七年（1589），宁都县"夏秋大疫，死者无算。时分守高公尚忠按邑，捐俸施药"。地方士绅对疫灾的赈济不遗余力，广泛参与到救助工作的各个领域，如"周柯，号一巢，富阳人，……有疾疫舍医药棺椁，寒即施衣纩，人有急难，多方周济"。据《几亭外书》记载，明代学者陈龙，曾经积极救助民众："每年春夏之交，民易染疟疾诸疾。贫者不能延医，公每岁捐俸施药，设局于崇明寺，日轮医生数人施剂，其鸾远不获躬致者，又命医生何如等三十二人，分设十六乡救疗，活人无数。"此外，给"患病新起贫民，官日给米五合，一支五日，约至一月止，庶可免于夭札矣"。可以看出，陈龙在救助民众的过程中，考虑非常仔细，在施药救助的同时，对于患病者还提供粮食供给，保障其生活物资，以期患者迅速康复。

此外，明清之际，医家医德思想进一步规范，很多医家在瘟疫流行的时候都能够延医施药，积极救治。据《南翁梦录》记述，医家范彬，竭家资以救孤苦和疾病者，"忽连年饥馑、疫疠大作，乃筑房屋，宿困穷、饥者、病者，活千余人，名重当世"。

二、埋尸

疫灾暴发，往往导致大量人口在短时期内死亡，由于经济的拮据，或惧怕被传染，或全家俱亡，无人料理后事，导致尸骨堆积，大量尸体直接暴露于外。大量腐烂的尸骨，对于已经备受疫灾困扰的民众来说，无形之中又增加了染疫的危险性，造成二次染疫。

元末，由于战争，曾发生多次大瘟疫流行。明清统治者吸取经验，认识到尸骨与瘟疫之间的关系。因此，政府制定了掩埋骸骨的政策，之后明清各个皇帝也采取了相应措施，以防止疫病发生。据记载，明崇祯十四年（1641）、十五年（1642），连续两年大灾之后发生大疫，出现"大荒之岁，必有疾疫，流移之民，多死道路。不为埋瘗，则形骸暴露，腐臭熏蒸"的局面，江苏吴县知县牛若麟开展了一系列赈济工作，如施药设局、延医诊视、平抑米价、掩埋亡者。由于民众惧怕疫死者会传染，不愿参加掩埋工作，郡县差官虽然严厉督责掩埋尸体的事情，尸体暴露在外的情况依然很严峻。于是，官府便张贴告示，选择空旷的高地埋一具尸体，便给银四分，对掩埋死者的人给予酬劳，并选择地势高广的地区予以掩埋，从而有效隔离疫病的传播。

民间慈善组织也会积极组织民众掩埋尸体，以阻止疫情的扩散，同时也为亡者留下了一个葬身之所。如万历七年（1579），疫病流行，一个叫康德威的乡绅，置棺埋葬疫死者多人。个人的慈善行为毕竟力量有限，1590年，明代官员杨东明遭贬回乡，他创立同善会，这也是中国民间可查的最早慈善组织。随着同善会的发展，参与救助人员的日益增多，同善会将所募得的1/3的款项交付木行，用于购置棺木，对疫死者，或贫困之家施棺以安葬亡者。施棺于民避免尸体暴露于户外，对于防止疫病二次传染也起到了很大的作用。

三、救助

大疫之年，除了控制传染源，政府还会提出一些抚恤政策，保障百姓的生活和医疗。明清政府常采取的措施除了延医施药以外，还有开仓放粮、减免租赋、救济老弱等。

天灾人祸，往往同时发生。瘟疫造成劳动力大量减少，影响农业生产，同时，为了躲避疫灾，人口流动，出现大量流民。《荒政汇编》中详细描述："盖凶年之后，流徙者繁，老弱疾病，子妇提携，驱之不前……"施粥是最常见的救济灾民的形式，无论是一般民众还是乞丐，均能得到救济。然而，当疫灾横行之时，聚众施粥往往容易传染疫病，因此在民间社会的具体救济实践中，地方士绅也采取各种方法来应对这一流弊。如"城四门择空旷处为粥场，盖以雨棚，坐以矮凳。绳列数十行，每行两头竖木橛，系绳作界。饥民至，令入行中挨次坐定，男女异行，有病者，另入一行，乞丐者，另入一行。预谕饥民各携一器，粥熟鸣锣，行中不得动移。每粥一桶，两人舁之而行，见人一口，分粥一杓，贮器中，须臾而尽。分毕，再鸣锣一声，听民自便。分者不患杂蹂，食者不苦见遗。限定辰申二时，亦无守候之劳。"从中不难看到，规定施粥秩序依次坐定，将男女分开，病者、乞丐分开施粥，有秩序的定时施粥方式，又能防止施粥过程中的混乱局面，减轻施粥期间染疫传染的机会，减少民众等候的时间，使得整个流程安全顺利完成。

明清政府还设立了很多社会抚恤机构。尤其清代设有育婴堂、普济院和养济院。从康熙元年（1662）开始，清政府设立育婴堂，收养弃儿；设立普济堂，收养无依无靠的贫苦人。之后，乾隆曾经多次下诏书，对上述机构进行发展。康熙朝还曾经设立养济院，收养鳏寡孤独、残疾病废之人。乾隆皇帝下诏书要求全国各地普遍设立养济院，并在全国范围之内进行了一次彻底的整顿。清乾隆年间（1736—1795），社会抚恤工作达到了高潮。

此外，由于瘟疫的流行，对社会生产造成了巨大的破坏，影响了农业生产和商品贸易。灾民普遍希望政府可以帮助渡过难关。为了减少社会矛盾，明清时期，一些开明的统治者普遍采取免税停税和开仓赈济灾民的措施，减轻人民负担。明宣德九年（1434），江西省大疫，皇帝就曾下旨："今民多死亡，何忍复征米使生者重困乎?”遂减轻赋税。乾隆三年（1738），广东发生大疫，皇帝批准了地方官员的申请，免除赋税，开仓赈济。

参考文献

1. 王文远. 古代中国防疫思想与方法及其现代应用研究 [D]. 南京：南京中医药大学，2011.

2. 孙灵芝，梁峻. 明清芳香药防治疫病的现代启示 [J]. 中华中医药杂志，2015，30（12）：4408–4409.

3. 杨卫兵，夏循礼. 本草香药的卫生防疫功用概述 [J]. 中国民族民间医药，2017，26（4）：52–53.

4. 龚胜生. 中国疫灾的时空分布变迁规律 [J]. 地理学报，2003，58（6）：870–878.

5. 林欣华. 明代疫灾研究 [D]. 南昌：江西师范大学，2010.

6. 李玉偿. 环境与人：江南传染病史研究（1820—1953）[D]. 上海：复旦大学，2004.

7. 余新忠. 清代江南的瘟疫与社会：一项医疗社会史的研究 [M]. 北京：中国人民大学出版社，2003.

8. 谢琦. 瘟疫与晚清广东社会 [D]. 广州：暨南大学，2001.

9. 顾育豹. 人类抗击天花瘟疫的历程 [J]. 档案时空（史料版），2006（1）：40–41.

10. 叶进. 明清医家治疗传染病经验浅探 [J]. 时珍国医国药，2007，18（9）：2301–2302.

11. 翁晓红，李丽华，肖林榕. 明清时期疫病的预防思想与方法 [J]. 福建中医学院学报，2006，16（4）：57–59.

12. 梁峻. 中国古代防疫资鉴——辽至明清防疫概览 [J]. 中国中医药现代远程教育，2003，1（8）：29–31.

13. 田浩然.《封神演义》与明清民间信仰 [D]. 西安：陕西师范大学，2013.

14. 曹青. 西方传教士与清康熙朝政关系述论 [D]. 北京：北京语言大学，2008.

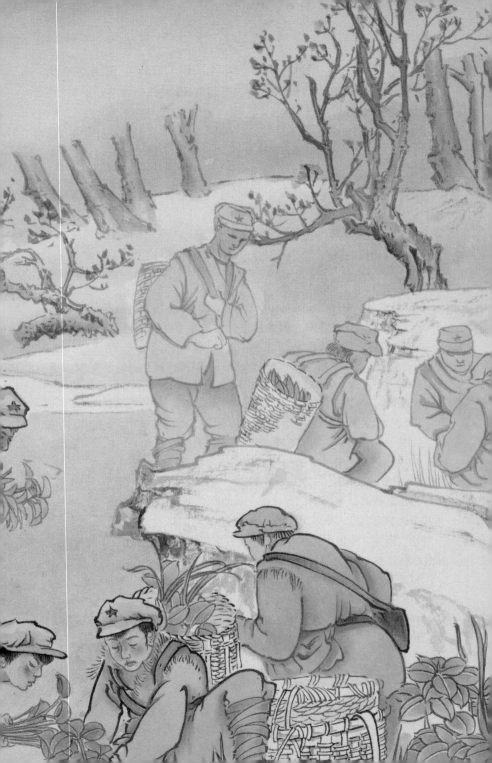

第六章

民国时期至新中国成立以来的抗疫努力

第一节　民国疫情与中医发展概况

民国是我国历史上重要的社会转型时期，由于社会动荡，战争不断，天灾频发，中国社会面临着各种烈性传染病的威胁。以霍乱、天花、鼠疫为首的烈性传染病在民国初期几乎年年暴发，严重危害着人民的健康和生活。据统计，1912—1948 年的 37 年间，共发生大小疫情 114 次，平均每年达 3 次，是近现代以来中国传染病暴发频率最高的一个时段，可谓无年不疫。

据医史学家陈邦贤的概括，民国时期常见的传染病有鼠疫、天花、霍乱、伤寒、痢疾、水痘、麻疹、猩红热、斑疹伤寒、白喉、肺疥病、破伤风及各种性病。民国政府于 1916 年、1928 年及 1944 年共颁布了三版传染病相关条例，列出了主要疫病种类。例如 1916 年 3 月 13 日颁布的《传染病预防条例》，列出 8 种主要疫病，即"虎列拉（霍乱）、赤痢（痢疾）、肠窒扶斯（伤寒）、天然痘（天花）、发疹窒扶斯（斑疹伤寒）、猩红热、实扶的里（白喉）、百斯脱（鼠疫）"。2013 年管虎执导的电影《厨子戏子痞子》即是讲述民国时期爱国人士抗击虎列拉疫情发生的故事。

民国疫情带来的破坏极大。1943 年，李延安、郭祖超在国立中央大学医科研究所研究报告中撰文，题为"国人死因之商榷"，分析了当时国人的主要死亡原因，其中头号杀手即是各类传染病。当时全国总人口以 4.5 亿计，死于法定疫病者，每年就高达 220 万。如 1921 年，云南猩红热疫情暴发，连省长全家都染病不治而亡。而笼罩在疫情阴影下的湖北，在 1937—1947 年间，保康县因瘟疫导致全县人口仅增长 5 000 人，因瘟疫灭门者不计其数。

对于民国时代，有些论调认为大师辈出，人才济济。客观地说，这种看法是片面的，只见"大师"和名媛之间的风花雪月，却忽略了民众层面。当时占中国人口比例最多的劳苦大众大部分是文盲，识字率截至新中国成立仅 20%。加上政府腐败以及战争，国家基础教育薄弱，西医虽然已经作为新的医疗力量东渐，政府对此也较为重视，但整体看来，全国医学人才短缺，医疗卫生条件落后。以 1934 年为例，全国仅有医师 7 881 人，药师也仅有 380 人，缺医少药状况相当严重，抗灾救灾能力十分有限。

在西医的冲击下，中医遇到了排斥与生存危机。1912 年，北洋政府颁布《壬子癸丑学制》，并将中医排除在正规教育系统之外。1929 年，南京国民政府中央卫生会议做出"以四十年为期，逐步废除中医"的决定。其实这映射出当时国人民族自信的缺失。1840 年，英国侵略者的"坚船利炮"打开了中国的大门，此后中国面对西方列强乃至受中华文明长期影响的日本，屡战屡败，逐渐打没了民族自信。在民族自信缺失的前提下，逐渐将舶来文化的作用夸大，而对自身文化的认同感下降。对此，老一辈中医仁人志士余伯陶、包识生、施今墨等掀起了中医"救亡图存"运动，打响了中医保卫战，最终中医在夹缝中顽强地求得了生存。在这一中医逆境时期内，中医前辈们"向逆流击水"，仍在抗击疫情中发挥了重要作用，留下了许多佳话。同时在抗日根据地的防疫工作中，中医力量大受重视，很好地保障了根据地人民的健康。

第二节 打擂名医，治痧有方

2019 年初，央视大戏《老中医》开播，讲述了由陈宝国主演的中医"孟河医派"传人翁泉海，以高尚的医德和精湛的医术，行医沪上，为国为民的故事。其原型就是民国名中医丁甘仁。

丁甘仁（1865—1926），名泽周，江苏省武进县孟河镇人。家世业医，后行医于上海，1916 年创办上海中医专门学校，培养中医人才，成绩卓著。这里培养了许多中医高等教育的奠基人才，如程门雪、秦伯未、王慎轩等。主张中医伤寒、温病学说贯通，打破常规，经方、时方并用治疗伤寒、热病，开了中医学术界伤寒、温病统一之先河。创新疫病喉痧的治法，为民国喉痧病的防治做出了重大贡献。

一、打擂

杨忠所著《丁甘仁传》中记录了一件丁甘仁打擂的事迹。

1907 年 10 月 13 日，天主教江南教区举行第一家西医广慈医院（今瑞金医院）开业典礼，名中医丁甘仁先生被邀捧场。应邀的除了上海名流外，还有在沪的各国领事、西医馆的洋大夫以及当时的主流媒体。开幕仪式热烈、隆重。

开业仪式过后，丁甘仁等参观了医院设施并参加举行的酒会，他与美租界西医馆的洋大夫约翰座次相邻。当有人向约翰大夫介绍丁甘仁先生时，这位洋大夫不屑一顾，非常无礼地用夹生的汉语问："中医能治病吗?"又挑衅地说："中医不中意。"丁甘仁先生淡定从容、不卑不亢地回敬："西医是万能的吗?"并反唇相讥："西医是戏医。"其实大家不过调侃而已，约翰医生听后则恼羞成怒地下战书："丁先生你代表中医，我代表西医，我们就在广慈医院里摆擂治病，你看如何?"这一喧嚷，引来了许多人，丁甘仁一笑应战："悉听尊便!"

一直在场的广慈医院院长，对他们欲"摆擂"争高低很感兴趣，自告奋勇做裁判，并建议为保公平，二位医生抽取同一病种的患者，具体规则由二位医生自订。丁甘仁和约翰接受了这一建议，一起到住院处选择患者。约翰是内科大夫，故以抽取内科病种为主。院长在征得二人同意后，最终把当时中西医治起来都较棘手的伤寒病作为"打擂"病种。院长取出两份伤寒病历，翻过来背面朝上，丁甘仁与约翰各抽了一个病例。二人商定规则如下：丁甘仁只能用中药，约翰则用西药，治疗期限为 20 天，评价标准为患者恢复健康或者朝康复的方向发展，理化数据以检测结果为凭。作为教徒的院长当着中外宾客的面以上帝的名义起誓，保证裁判的公正并全程监督。称 20 天后还是在广慈医院宣布结果，以见分晓。

丁甘仁抽取的患者是法租界的史密特。丁甘仁认真细致地对史密特望、闻、问、切，并辨虚实寒热，察阴阳五行。经过一番诊察，形成了一套完整的中医治疗方案。他嘱咐史密特要谨遵医嘱，按时服药，同时言明中医治疗过程中是需要忌口的，史密特积极配合治疗。丁甘仁依据辨证论治与自己的行医经验，配制了5帖药。史密特吃了药热度渐降，面有红晕，胃口微开。丁甘仁根据病情走向，又对药方作了调整。史密特的病属于寒从内生、气血凝滞之证，二次调方则以舒通经络、扶脾祛寒、护阳伐阴立法，继续开具汤药5帖。10天汤药治疗后，丁甘仁再去广慈医院查房，史密特早已立在门口迎候，感谢地说："我们成功啦！谢谢！"随后又对丁甘仁耳语："约翰大夫的病人，依旧发热不止，病不见好。"并问："丁大夫，我的病好了，不需要吃药了吧？"丁甘仁重询了史密特的康复情况，仔细切脉验舌，认为从脉象看，寒气已出，但脾虚阳乏，当以扶正为要，故善后调养，补脾固本，保持长效。

20天过去，当时的报纸等媒体早已提前营造了气氛，广慈医院门口早已挤满了人，人们翘首以待。那位"败擂"的约翰大夫托辞未来。人们对丁甘仁报以热烈的掌声，丁甘仁作了言简意赅的讲话："中、西医的出现都是对人类健康的贡献，我们应该携起手来，取长补短，各自包容并发挥优势，与我们共同的敌人——疾病作斗争！东西方文化存在差异，认识有别，这不是彼此诋毁的理由。我坚信并以事实证明，中医是有强大生命力的，它永远也不会衰亡！"

丁甘仁"胜擂"的消息，传遍大街小巷，《申报》第一时间予以隆重报道。时值西医东渐，中医受到很大冲击，丁甘仁的胜出给中医增添了信心与活力，显示了中医的大格局。他用事实证明并捍卫了中医，并且向世人展示了中医人广阔的胸襟与气度，同时也展现了中华文化的包容性。

二、治痧

烂喉痧，即西医的"猩红热"。其临床特征为发热、咽峡炎、全身弥漫性鲜红色皮疹。一年四季都有发生，尤以冬春之季发病为多。患者和带菌者是主要传染源，经由空气飞沫传播，也可经由皮肤伤口或产道感染。人群普遍易感。引起全身毒血症表现后致死。

民国时期猩红热多次流行，以南方为主，致死率高。例如《云南省志·卫生志》记载：1921 年 5 月到 1922 年 3 月，患白喉 8 750 人，猩红热 2 837 人，白喉兼猩红热患者 931 人，共计12 518 人，病死率无论白喉或猩红热或合并发生均达到 30% 以上。

丁甘仁针对痧疫做了大量研究（图 6-1）。喉痧之治疗很多医家重视从咽喉炎下手，而丁甘仁则在参阅古籍的基础上，创新了原有治疗理念和方法，创立了从温病卫气营血辨证治疗的新理

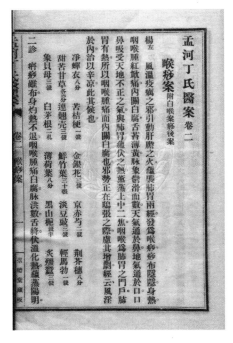

图 6-1 丁甘仁治痧医案

论，以此为指导找到了有效的治疗途径。他把治疗理念转到了主攻痧疹，认为"重痧不重喉，痧透喉自愈"且"以发汗透痧为第一要务"。这一治法在痧疫大流行期间取得了很大成功，活人无数。孟河医家崇尚"醇正和缓"的遣方用药风格。丁甘仁认为"和则无猛峻之剂，缓则无急增之功"，其临证用药以轻灵见长，巧用"轻可去实"之法，也在中医学术史上写下了光辉一笔。

第三节　衷中参西，并举治疫

民国时代，西医东渐，面对新事物，中医群体也对西医进行了接纳与学习，并产生了中医学术界中西医汇通学派，在研习中医经典、活用中医经方的基础上，对中西医知识兼收并蓄，参西而不背中，并把这一思想贯彻到疫病治疗中去。其中的代表人物是张锡纯。

张锡纯，字寿甫（1860—1933），河北盐山人，民国时期著名的医学家、医学教育家、中西汇通派的代表人物。张锡纯在医学上坚持求真求实效的精神，本着发扬中医学术的原则，有志于创新，在中医理论和临证上均有建树。他于1916年在沈阳创办立达中医院，是我国第一所中医医院。晚年迁居天津，建立国医函授学校，培养了很多中医人才，为中医的发展做出了巨大贡献。

一、试药

张锡纯对中医有深沉的热爱，同时他一生注重实践。为了挖掘中草药的性能，使其更精准地起效于患者，推动中医药发展，他不惜以身试药。老一辈中医的医者仁心和具有"神农尝百草"遗风的科学求实精神，为我辈留下了宝贵的精神、文化遗产。（图6-2）

他对古籍记载有大毒的中药如甘遂、麻黄、硫黄、细辛、花椒等性烈之药，皆一一口尝以验其毒副作用。他曾嚼服甘遂二

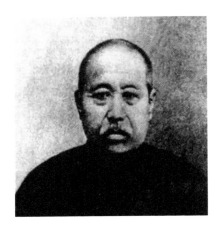

图 6-2　张锡纯旧照

钱，并没有感觉眩晕现象发生，仅出现了腹泻少许水样便，由此他发现甘遂降痰泻下之力数倍于芒硝、大黄，可用于治疗精神科癫狂病。为了体验麻黄的发汗作用，他冒着心悸、心律失常、血压升高、哮喘之险，曾煎服过用量达八钱的麻黄。他曾一次服花椒三钱，过程中试出胸闷、呼吸困难等副作用。这种为了更好地服务患者，冒着药物中毒的危险，亲自尝试的精神是难能可贵的。

张锡纯潜心体验药性，掌握了中草药的全面知识，故其临证用药，往往匠心独运，其用药之专，用量之重，均为常人所不及。当遇群医棘手之病证，往往能以奇特的药物剂量取效。

张锡纯善用单味药或重用某味药以治病，反对用药庞杂，反对大法轻量，这以他对中药石膏的运用为代表。一般中医认为石膏性寒凉，用量需有所节制，张锡纯则认为石膏用之非大量不能取效，所以在治疗外感大热时，轻者用一两，重者用二至三两，且生石膏性凉而能散，为清胃热之圣药。故无论内伤、外感用之皆可奏效，以及其他脏腑有实热者，用之也有效。石膏的寒凉之力远逊于黄连、龙胆、知母、黄柏等，但其退热之力远胜诸药。治疗热病时，石膏则忌用煅者，因煅后宣散之性变为收敛。

二、汇通

张锡纯在天津期间，常自学西医的生理学、病理学、药物学等。临证中，张锡纯还主张中西医汇通。张锡纯临床上合用中西药物，旨在取长补短、提高疗效，更将此看作汇通中西医药理论的途径。他认为："中药与西药相助为理，诚能相得益彰。"在中西医汇通上，张锡纯写了《医学衷中参西录》一书（图6-3），同时在创办的中医学校中，将西医学思想融入中医教学中。其乃中西医结合教育模式之先行者。

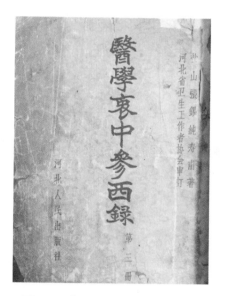

图6-3 《医学衷中参西录》书影

在临床上，张锡纯中西药物并用。例如有一个很时髦的方子——石膏阿司匹林汤，方中用生石膏二两，阿司匹林一瓦。此方可治周身大热，心中热，间口渴，舌上苔白欲黄，其脉洪滑者。或治疗头痛，周身有拘束、发紧之意者。先用白蔗糖水送服阿司匹林，再煎石膏汤一大碗，待遍身正出汗时，趁热将石膏汤饮下，以助阿司匹林的发表力道，又可兼清内热。

三、治疫

张锡纯主张中西医汇通，在治疗传染病时常在中药方剂的基础上加阿司匹林以发汗退热。如治疗猩红热一病时，常在解毒退热中药基础上，加服阿司匹林发汗透疹；治疗肺结核时，以中药朱砂与西黄丸对抗毒菌（结核杆菌），同时服用阿司匹林解热。据报道，2007 年山东高密市结核病防治所曾继承他的治法制成中成药，以抗疗保肺丸内服兼金蟾膏外涂治疗肺结核，取得了不错疗效。张锡纯对于多种传染病治疗都有见解，他既尊崇经典，又能灵活变通，擅长多种思路治疫。如治疗霍乱，他多用具有芳香性味的中草药；治疗鼠疫一病，他从伤寒少阴立论。总之，张锡纯既重视对中医经典的继承，又注意吸收新事物的长处，为当时的疫病治疗做出了贡献。

第四节　根据地抗疫，中医有成绩

1921 年 7 月中国共产党成立，中国革命打开了新局面。1927 年 8 月到 1937 年 7 月，是十年土地革命时期，这是中国共产党独立领导的革命战争。这一时期内，中国共产党创建了工农红军并开展了游击战争，开始了"工农武装割据"，红军和革命根据地发展壮大，并连续粉碎了敌人数次大规模的"围剿"。在保障红军疗伤治病与群众健康，以及抗击疫病上，中医药均发挥了很大的作用。同样在抗日战争时期，抗日根据地往往面临着日本侵略者的侵扰、封锁和包围等严峻的形势，同时也要面对各种疾疫。继承优良红色传统，抗日根据地在抗击疫情过程中，也多发挥中医药的优势，把中西医方法并举贯彻到防疫、抗疫工作中去。

一、红色中医传统

红军时期，党和军队就非常重视中医药的作用，并多用于治疗疫病。1928 年 11 月面对敌人的"围剿"封锁，毛泽东同志在给中共中央的报告中指出："医院设在山上，用中西两法治疗，医生药品均缺。"根据这一现状，当时高度重视吸收中医参加革命卫生工作。1927 年 9 月秋收起义后，起义部队改编为中国工农革命军第一师团，同年 10 月，该部队挺进井冈山，在茅坪将团卫生队改建为医疗所，3 名医生收治了伤病员 250 余人，多用中草药治疗。后来继续在茅坪医疗所基础上，从各团卫生队抽调人员，在井冈山建立了红军第一所医院——井冈山红军医院。1933 年初，傅连璋同志将汀州的福音医院迁至瑞金，建设为中央红色医院，且该医院中医、西医均设。在苏区的卫生学校里中西医兼学，不论中医、西医都要学习中医药知识和人体解剖学。如1932 年 2 月，才溪苏维埃政府举办了一次为期两年的中医培训班，学习的主要内容有《伤寒论》《难经》《药性赋》《汤头歌诀》《脉诀》等。

1932 年 8 月 28 日，湘赣苏区的《红报》发表社论，号召聘请草药医生并组织采药队，到各地采办中草药（图 6-4），以预防与救治流行瘟疫。1934 年 1 月，为第二次全国苏维埃代表大会编写的《卫生常识》中明确："中药常山能预防并治疗疟疾，一次用 2~3 锭加半夏 1 钱煎服。中药小柴胡汤可治疟疾，也可预防之。中药白砒 1 分研极细加米粉和匀作 100 丸，一日服 1~2 丸，连服1~2 个月也能预防疟疾。"川陕省苏维埃政府印发的《卫生常识》记述了中药治法："有发痢疾的可用香茹（香薷）2 钱，乌梅 7 枚，二味作一剂。红痢用红糖煎服，白痢用白糖煎服，红白兼见用红白糖煎服极效。下痢本色合水的不可轻服，此法名香茹颂。"

对流行的疫病，党和苏维埃政府注意总结中医治病方药，大力宣传防治疫病的基本常识。1931 年 9 月 1 日，鄂豫皖区苏维埃政府发出的《成立卫生局以及解决时疫药方数种的通知》指出：

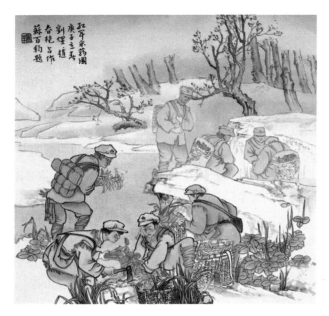

图6-4　红军采制中药图

"照中医学理经验讲，现在时疫病的毒源多半是外感风寒式的伤饮食。其治法大概不外：小柴胡汤（治寒热）、桂枝白虎汤、人参白虎汤（治单热）、十神汤（治偏身不出汗）、柴苓汤（治寒热泻腹）、胃苓汤（治腹胀残泻）、东风散（治血痛）、大柴胡汤（治寒热大便闭内外兼症）、白术汤（治血痢）、不换金正气散（治痒痛呕吐）。"

二、边区中医抗疫

抗日战争时期，多继承红军时期的优良传统，以华北抗日根据地为例，其卫生防疫工作即充分发挥了中医药的作用。1941年6月，晋察冀军区卫生部副部长杜伯华发文论述了中医药的重大战略意义，要求发扬党和军队的光荣传统，继承祖国科学文化遗产，研究及使用中医药。1941年，晋冀鲁豫根据地野战卫生部下发卫生工作指示，明确提出要团结中医、西医人员，以完成军民的卫生防疫任务；进一步指出中医有丰富的经验，必须反对轻视中医、中药的错误思想，确保中西医的地位平等，要求根据地各级卫生人员均要学习中医药理论知识，要学习针灸疗法，提倡利用地域条件，自发采制中草药，并鼓励制剂中成药。1942 年，晋冀鲁豫根据地野战后勤部杨立三部长在卫生处长以上干部会议讲话中，重申了以上意见。在上述方针政策的指导下，晋冀鲁豫根据地中西医合作与中药使用成为卫生防疫工作中的一大特色。1942 年，根据地疟疾流行，抗日军政大学医务人员即采用了中草药治疗，用中药常山、黄芩、花椒、柴胡、砒石等制成疟疾丸，取得了良好的治疗效果。1945 年，曲阳县麻疹流行，晋察冀军区卫生部组织曲阳中医救国会的专门人员进行诊治，中医发挥了很好地作用，同时中西医的团结也大为增强。

此外，在抗日根据地，军队和政府积极建立起各级卫生组织，颁布了卫生防疫法规，开展了卫生防疫宣传和相应群众卫生运动，组建了卫生防疫队，训练了一批卫生防疫人员，有效地预防和控制了各种疾病的流行，由此增进了民众对政府和军队的认同，也为其后新中国卫生防疫体系的建设积累了丰富的经验。华北根据地政府和军队保障人民群众生命健康的举动，产生了很大的影响。

第五节　新中国成立以来疫情与中医发展概况

新中国成立初期，疫病依然是威胁人民生命与健康的头号杀手。面对旧中国遗留下来的薄弱的卫生工作局面，新中国成立以后，政府大力发展公共卫生事业，注重基层防疫人员队伍建设，制订了一系列传染病防治规划和相关制度，采取了卓有成效的举措，取得了防疫工作的初步胜利。总体来看，国内传染病防控工作在逐步发展，较民国时期发生了翻天覆地的变化，消灭了民国时期一直猖獗的烈性传染病天花、古典型霍乱、鼠疫，同时肺结核、白喉、伤寒等传染病也得到了有效控制。

　　改革开放以来，随着人口增长与流动，生态环境遭到了破坏，加上滥捕食用野生动物等因素，甲型流感、冠状病毒肺炎等新的疫情出现，且疫情流行出现全球化趋势。改革开放后，我国各色餐馆涌现，人们也逐渐改变了在家吃饭的传统观念和习惯，饭店就餐不仅方便生活，也成为人们交际的重要途径。近年来，人们的饮食观念求新求奇，出现了滥捕食野生动物的现象，流行"天上飞的，除了飞机不吃；四条腿的，除了板凳不吃"等错误的饮食观。最终人类因为"贪吃"遭到了自然界的"报复"。如 1988—1989 年发生在我国上海、新疆两地的甲肝大流行，是由于食用有毒的毛蚶引发。众所周知，2003 年严重急性呼吸综合征（SARS）的发生也可能是由于食用果子狸导致的。SARS 流行之后，我国逐渐建立了政府主导的科学的防控体系，卫生部门牵头组建了公共卫生监测预警系统，建立了疫情网络直报和定期疫情信息发布制度，完善建设起覆盖城乡、功能完善、反应灵敏、运转协调、持续发展的突发公共卫生事件医疗救治体系，同时加强了公共卫生人才建设和技术推进，加紧了公共卫生法律法规修订，加强了公共卫生危机应对意识的大普及。

　　新中国成立以后，毛主席、周总理重视中医，对中医发展给予了大量关怀（图 6-5，图 6-6）。国家领导人同时也重视公共卫生防疫工作，推动了中医药在防疫、抗击传染病中发挥作用。面对传染病防控工作，1958 年 6 月 30 日毛主席从《人民日报》得知江西省余江县消灭了血吸虫后曾欣然写下两首七言律诗：

七律二首·送瘟神

　　读六月三十日《人民日报》，余江县消灭了血吸虫。浮想联翩，夜不能寐。微风拂煦，旭日临窗，遥望南天，欣然命笔。

其一

绿水青山枉自多，华佗无奈小虫何！

千村薜荔人遗矢，万户萧疏鬼唱歌。

坐地日行八万里，巡天遥看一千河。

牛郎欲问瘟神事，一样悲欢逐逝波。

其二

春风杨柳万千条，六亿神州尽舜尧。

红雨随心翻作浪，青山着意化为桥。

天连五岭银锄落，地动三河铁臂摇。

借问瘟君欲何往，纸船明烛照天烧。

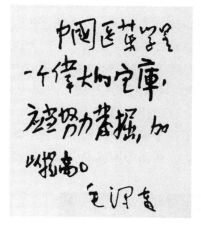　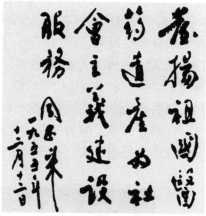

图6-5　毛主席为中医药题词手稿　　图6-6　周总理为中医药题词手稿

对于中医药发展，毛主席1953年12月在听取卫生部副部长贺诚汇报工作时指出："我们中国如果说有东西贡献全世界，我看中医是一项。""中西医要团结，互相看不起是不好的，一定要打破宗派主义。"1954年毛主席专门指出："中药应当很好地保护与发展，我国中药有几千年的历史，是祖国极宝贵的财富。"

周总理与当时许多老中医都有交往。周总理的夫人邓颖超同志的母亲就是一位中医，邓老太太近60岁的时候，还在红军总司令部当医生。在国民党"围剿"中，邓老太太被俘，国民党要求她劝说邓颖超脱离共产党队伍，老太太回答："子女的事情我们父母管不了，即使蒋委员长也管不了自己的儿子（蒋经国当时正在苏联）。"后来，她被囚禁于九江反省院。直到 1936 年国共和谈，一致抗日，老太太才被释放。1953 年 4 月，周总理在中南海接见了老中医施今墨，言："施老先生，我想请你当老师，谈谈祖国医学事业的发展问题，这是当务之急啊！"施今墨向总理提出了成立中医研究院、中医医院、中医学院等建议。1961 年，骨科名中医杜自明去世，总理深感惋惜，亲自到友谊医院向杜老之遗体告别。葛云彬老中医作古，总理指示将骨灰安葬在八宝山革命公墓。1968 年 5 月，岳美中老中医被扣上"反动学术权威"帽子，在古稀之年以带病之身接受批判，清扫厕所。周总理知道后，便指名让他去越南为胡志明诊病，从越南回国后，总理又关照，不久就给岳美中恢复了工作。老中医孔伯华病倒，周总理专门派人送野山参慰问。周总理更是延请老中医蒲辅周承担了自己的保健工作。（图 6-7）

在国家领导人的关怀下，传承了几千年的中医药学在新中国又焕发出了勃勃生机，逐渐发展壮大，在新中国成立以来的抗疫

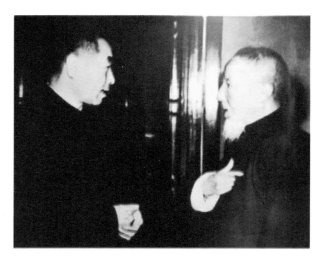

图 6-7　周总理与孔伯华老中医旧照

战斗中发挥了不可替代的作用。

第六节　"运气"之学抗乙脑

蒲辅周（1888—1975），现代中医学家，四川梓潼人。长期从事中医临床、教学和科研工作，精于内、妇、儿科，尤擅诊治热病。学术上将伤寒、温病学说熔于一炉，临证经方、时方合宜而施。在新中国成立后的数次传染病流行中，他参中医"五运六气"，辨证论治，救治了大量危重患者。

一、总理更需从容医

有一次周总理因工作太劳累，身体不适，许多医生医治无果，后经蒲辅周治疗后，很快就痊愈了。周总理问："你给我开的药？为什么特别灵？"蒲辅周答道："别人把你当总理医，我把你当病人医。总理的病非医生可医，病人的病自是医生可医的。"周总理称蒲辅周"既是高明中医，又懂辩证法"。（图6-8）

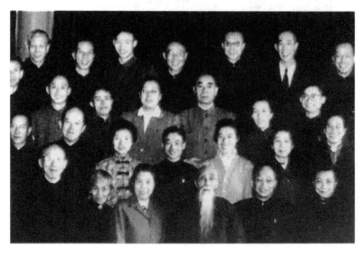

图6-8　周总理、蒲辅周老中医等在西花厅合影

二、五运六气治乙脑

1956 年，石家庄地区暴发了流行性乙型脑炎（简称乙脑），面对疫病流行，西医不能很好地控制，疫情越来越重。周总理即请蒲辅周老中医把脉开方。蒲老熟稔中医"五运六气"学说（图 6-9），结合运气学说分析，该年以甲子纪年为丙申，石家庄地区久晴无雨的气候情况归于暑温，故立法为清热解毒养阴，治以白虎汤，大见奇效，疗效远超世界水平，拯救了很多人的生命。事后，西医界对白虎汤成分进行了化验，结果并没有检测出白虎汤之中有可抑制、杀灭乙型脑炎病毒的成分，故对该方起效原因产生了怀疑和迷惑。其实道理很简单，白虎汤的起效在于调节了人体的生理功能，激发了机体本身的免疫功能，故对乙脑产生了治疗效果。

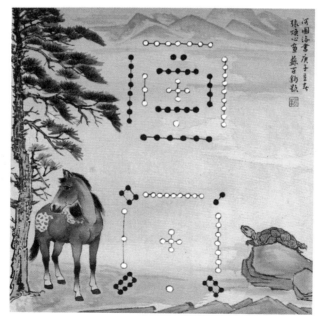

图 6-9　与中医五运六气密切相关的河图洛书

　　1957 年，北京地区也开始流行乙脑。西医手段还是效力不足，照搬 1956 年的白虎汤方，结果无效，故又求诸中医。还是蒲老出手诊治，从京城的气象和当年的五运六气出发，该年为丁酉年，北京当时阴雨连绵，湿热交蒸，故定为属湿温（不同于1956 年之暑温）。以芳香化湿与通阳利湿的思路进行遣方，改用白虎加苍术汤、杏仁滑石汤、三仁汤等中草药方剂化裁，疫情便很快得到控制。其实，自然界每一年的气候都有所差异，不同的气候使人们所处的外界环境也不同，在不同的环境中，人体的生理状态会有差异，故调整人体状态的治病方药也便需要调整了。

第七节　基层抗疫人才队伍建设

一、到农村去

　　新中国成立后，全国主要医疗资源分布在城市，卫生部门除了修建一些县医院和诊所外，乡村医疗卫生只是不定期地以医疗救护队的形式巡访农村，根本无法在广大农村形成相对制度化的诊治和防疫网络。尤其是在农村发生大疫时，医疗队的巡回救治活动颇有远水救不了近火之忧。1955 年，国家初步创立了合作医疗制度，目的在于解决基层农民基本医疗保障的问题。1965 年6 月 26 日，关注农村工作的毛泽东怒称当时的卫生部变成了"老爷卫生部"，并发出"将医疗卫生工作的重点放到农村去"的"六二六指示"。1969 年后，合作医疗基本在全国大部分地区推广普及。在实施过程中，为节省有限的合作医疗基金，进而重点贯彻"预防为主"的方针，坚持中西医并举，客观上推动了农村公共卫生事业的发展。

二、赤脚医生

　　毛泽东的讲话一定程度上客观指出了城乡间医疗卫生水平的巨大差距，成为农村医疗卫生体制的转折点。在此号召的鼓励下，全国医务人员掀起了分批、分期下农村的热潮。与此同时，农村大办合作医疗，并大力培训"赤脚医生"。"赤脚医生"这个词是 1968 年第一次出现在《人民日报》上，其本义是指中国农村中不脱产的基层卫生人员。有一定文化基础的公社社员经过一定时期的培训，具有一定的医疗卫生知识和技能后，便可成为赤脚医生。他们一面参加集体生产劳动，一面为社员治病。赤脚医生还有一项重点工作就是"防病"。在平时，赤脚医生要定期挨家挨户地上门检查，了解村民健康情况，并及时发现疫情。可以说，"赤脚医生"群体是活跃在基层疫情防控最前线的人民健康卫士队伍（图 6-10）。

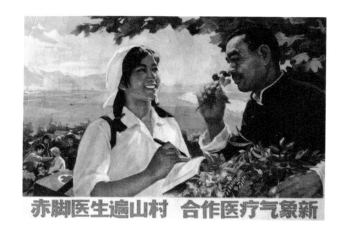

图 6-10　赤脚医生相关画报

三、中医下沉

中医药一直贯穿基层"赤脚医生"队伍建设的始终。在当时，赤脚医生在培训过程之中，中医、西医技能与知识均要学习。赤脚医生主观上也对中医药有很高的热情，能了解、掌握基本的中医药理论与技能，并将其用到防疫工作中去。以山东省乳山县赤脚医生队伍建设为例，据《医学研究通讯》报道，在 1970 年一年内，该县先后举办赤脚医生培训班 23 期，每期学习时间分为 3 个月、半年、1 年、2 年四种学制，共培训赤脚医生 1 806 人次。教学内容上从实际出发，以中医中药、新医疗法、推拿按摩为主，兼学一些西医、西药基础知识。一些赤脚医生刻苦钻研医方、中药、针灸等，并注意收集单方、验方，为基层农民防病、治病。他们对搜集到的单方与验方，都要经过自身试验后方用于患者。有一个赤脚医生亲身试验苦楝皮驱蛔虫时，中毒导致头痛、恶心、呕吐，最后昏迷达 12 小时才苏醒，但仍坚持试验，最后成功。该医生还根据大队常见病情况，研制了中草药"溃疡散"，治胃溃疡取得良好效果。另有一位赤脚医生用中草药组成"消炎一号"方，治疗扁桃体炎疗效佳。可见，随着基层赤脚医生队伍的建设，中医药也相应下沉至基层防疫工作之中，在农村防疫中发挥出不可替代的作用。赤脚医生靠着一根银针、一把草药，用极其低廉的成本解决了困扰中国数千年的农村缺医少药社会难题，使人均寿命得到大幅提高，被世界卫生组织树立为典范。

第八节　中医 SARS 之战

2002 年 12 月一场由冠状病毒引起的"肺炎"疫情从广东开始暴发，染病后表现为严重急性呼吸综合征（SARS，曾称传染性非典型肺炎，简称非典），最后疫情扩散至东南亚乃至全球，直至 2003 年中期疫情才被逐渐扑灭。

一、请缨与受命

2003 年，在抗击"非典"全国皆兵之际，一位年近九旬的老中医——国医大师邓铁涛挺身而出，提出利用中医药防治 SARS，为 SARS 疫情防控提供了关键的方法。

邓铁涛（1916—2019）出生于广东开平的一个岭南中医世家。1956 年，邓铁涛参加了国家早期兴办的 4 所中医院校之一——广州中医学院（现广州中医药大学）的筹建工作。此后便在中医的医、教、研方面一直工作了 60 余年。他擅长综合运用伤寒、温病理论防治瘟疫，救治了乙脑、流脑、流感等众多病患，并总结出寒温融合、正邪兼顾的防治瘟疫理论，至今仍指导着传染性、流行性疾病的防治。

2003 年春节，邓铁涛公布了其预防 SARS 的药方。当时北京一家企业有 2 万多工人在建筑工地，工地管理人员照方抓药，给工人服用以防疫，最终没有一位工人感染 SARS。

面对 SARS 的肆虐，有些地区却不允许中医参与及诊治 SARS。88 岁高龄的邓铁涛听说之后，即执笔写信向国家建言。2003 年 4 月，邓铁涛以"中医应在'非典型肺炎'治疗中发挥作用"为题上书，向国家建议中医介入抗击 SARS。最终年近九旬的邓铁涛受命担任了国家中医专家组组长，与众多中医药专家一起走上了抗击 SARS 一线。可以说，SARS 是 21 世纪出现的首个传染性强、病死率高的新发传染病，在流行病学、病原学、诊断学、治疗学等方面，对于中西医来说都很陌生。邓铁涛所在的广州中医药大学第一附属医院共收治了 58 例 SARS 患者，取得了"零感染、零转院、零死亡"的佳绩。（图 6-11）

2003 年 4 月，香港疫情危急，港方请求广东省中医院支援，医院立即调派了 2 名主任医师前往，并由邓铁涛、周仲瑛及颜德馨等老中医做远程指导专家。最终 2 名医师载誉归来，受到了香港特首的表彰。

邓铁涛认为，中医对传染病治疗的优势，不仅在于有多少张验方可用，更重要的在于有正确的理论作指导，在传染病治疗过程中要注意维护人身之"正气"；"祛邪"虽是治病常法，然其宗旨不单单在于杀灭病邪，其重在将"邪气"引逐出体外。因势利导地给"邪"以出路，比之"邪""正"两伤更为高明。

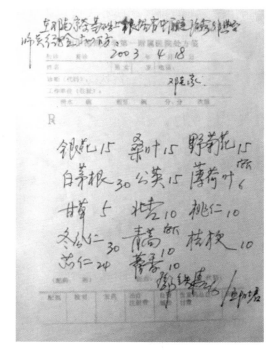

图 6-11　邓铁涛治疗 SARS 处方

二、用数据说话

据杜松、曹洪欣《中医药防治SARS综合疗效概况》一文统计：

全球：2003 年 SARS 袭击了 32 个国家和地区。全球 SARS 病死率为 9.5%，中国内地为 6.5%，中国台湾为 12.5%，中国香港为 17%，其他国家如新加坡，病死率也在 17%。中国内地效果之所以明显，是中医药介入了治疗过程（中医参与治疗的患者占 58%），中西医配合治疗发挥了积极有效的作用。

国内：广州地区中医介入最早最深，病死率不到 4%；广州中医药大学第二附属医院（即广东省中医院）治疗 103 例，治愈 96 例，治愈率为 93.2%；广州医学院第一附属医院中医科治疗 71 例，治愈率 98.6%，以辛凉解毒法为主治疗 SARS 70 例患者，所

有病例全部治愈出院。北京地区中医介入后病死率只是介入前的20%。（图 6-12）

冠状病毒

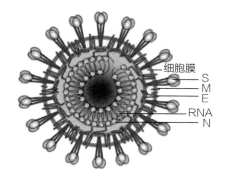

细胞膜
S
M
E
RNA
N

- 结构蛋白
  - 突刺蛋白（S）
  - 套膜蛋白（E）
  - 膜蛋白（M）
  - 核壳蛋白（N）

图 6-12　冠状病毒结构示意图

三、生态防疫论

对于 SARS 由食用"果子狸"引起，疫情后《光明日报》发文总结教训后提出："未来我国新发传染病的威胁，主要源自野生动物、规模化养殖、媒介生物以及食品的规模化生产、运输和消费等，与城市化进程、气候、环境、生态等有很大关系，生态传染病的概念呼之欲出。"毫无疑问，这一提法充满了睿智，由此进一步言，在国家安全战略上也需要引入生物安全意识与理念。（图 6-13）

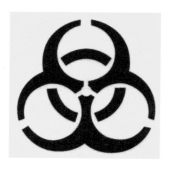

图 6-13　生物危害标识

四、疫情全球化

伴随着全球化的发展，不同国家间的互动、往来越来越频繁。国际间的人口流动、商品流通、劳务输出与输入在全球范围内的流动越来越普遍，这种便利也为传染病的传播带来了方便。全球化加剧了传染病的全球传播，对人类构成新的威胁。SARS与禽流感疫情一再证明，国际或国内公共卫生的简单划分不再灵验。传染病的全球治理应该包括一套国际规则和程序、有关各方的常规或不定期国际会议或具有适当决策与执行机构的常设国际组织。我国政府在总结 2003 年应对 SARS 经验基础上，积极开展与国际卫生组织的各项合作。目前的事实已经证明，在禽流感流行期间，我国按照世界卫生组织的规定，严格开展出入境卫生防疫工作，取得了很好的效果。在传染病防控模式全球化的必然趋势下，随着我国综合国力的增强，我国将体现出大国担当，不断加强抗疫体系建设，完善抗疫制度，增强抗疫能力，为世界防疫事业贡献出更大力量。

第九节　新型冠状病毒肺炎防控阻击战

　　2020 年，庚子年来临，一场新型冠状病毒肺炎疫情突袭荆楚大地，蔓延波及全国。在党中央领导下，14 亿中国人民众志成城、拧成一股绳，打响疫情防控阻击战。灾难虽巨大，压不垮英勇的中国人民。寒冬再漫长，阻挡不了春天的脚步。经过艰苦努力，付出巨大牺牲，湖北保卫战、武汉保卫战取得决定性成果，2020 年 4 月底疫情防控阻击战取得重大战略成果，统筹推进疫情防控和经济社会发展工作取得积极成效。大江流日夜，慷慨歌未央。2020 年的中国抗疫，在中华民族史册、人类发展史册上写下了悲壮雄浑的篇章。

一、提起中国速度

　　新型冠状病毒肺炎疫情暴发后，数以万计的医务工作者奔赴湖北，工地建设者不舍昼夜，行政执法部门严格防范，基层工作者摸排检查，14 亿人按要求自我防护……政府本着对人民生命安全和身体健康高度负责的态度，采取了前所未有的防控与救治措施，凝聚起了"中国组织力"，充分发挥了集中力量办大事的制度优势，向全世界展示了中国速度、中国效率。"只有中国可以"成为海内外社交平台的超高频留言。

2003 年 SARS 时期，北京建成可容纳 1 000 张病床的小汤山医院，2 个月内收治了全国 1/7 的 SARS 患者，无一名医护人员被感染，创造了人类医学史上的奇迹。疫情不等人，与死神竞速，情势紧迫，间不容发。2020 年 1 月 23 日，武汉市政府决定参照北京小汤山医院模式建设一所专门收治新型冠状病毒肺炎患者的医院——火神山医院。面对不断变化的疫情，1 月 25 日下午，武汉市决定在火神山医院之外，半个月之内再建一所"小汤山医院"——武汉雷神山医院，新增床位 1 300 张。在不断提升的综合国力硬核支撑下，在中国特色社会主义制度优势下，2 月 4 日、6 日，武汉火神山、雷神山医院相继正式通过验收，且两座医院的命名充分借鉴、融合了华夏文化及楚地文化特色。两座医院施工现场的监控画面吸引了 6 000 多万网民围观，"中国速度"引发海内外社交平台持续讨论。有境内外网民评价称："不敢相信！这要是在美国得花 5 年。""10 天造出 33 公顷的医院，就像阿拉丁擦亮神灯一样。"

二、加强联防联控

"生命重于泰山。疫情就是命令，防控就是责任。"新冠疫情暴发后，在以习近平为核心的党中央领导下，迅速组建国务院联防联控机制，举国上下同时间赛跑、与病魔较量，从耄耋院士到"90 后""00 后"，医无私，兵无畏，民齐心，党员干部冲锋在前，社区工作者奋战一线，湖北人民识大体、顾大局，亿万人民手相牵、心相连，一场力度空前的疫情防控阻击战全面打响，14 亿中国人民在共克时艰中勇毅前行。

马克思说："我们知道个人是微弱的，但是我们也知道整体就是力量。"在疫情防控斗争中，我们坚持中国共产党的集中统一领导，党政军民学、东西南北中一体行动，各地区各部门立即响应，打响了疫情防控的人民战争、总体战、阻击战。一者，调集全国最优秀的医生、最先进的设备、最急需的资源，全力以赴投入疫病救治，救治费用全部由国家承担，最大程度提高了检测率、治愈率，最大程度降低了感染率、病亡率。二者，全国动员、全民参与，联防联控、群防群治，构筑起最严密的防控体系，全国各族人民都以不同方式积极参与了这场疫情防控斗争，凝聚起坚不可摧的强大力量。三者，发挥集中力量办大事的制度优势，坚持全国一盘棋，动员全社会力量、调动各方面资源，迅速形成了抗击疫情的强大合力，展现了中国力量、中国精神、中国效率。四者，紧紧依靠科技进步，不到 1 周时间就确定了新冠病毒的全基因组序列并分离得到病毒毒株，及时推出多种检测试剂产品，迅速筛选了一批有效药物和治疗方案，多条技术路线的疫苗研发进入临床试验阶段。五者，加强国际交流合作，主动向有关国家和国际组织提供力所能及的帮助，彰显了一个负责任大国的担当。可以说，在新冠疫情防控之中，我国坚持联防联控，统筹运用综合国力，开展了全方位的人力组织战、物资保障战、科技突击战、资源运动战。

三、中西医学并举

疫情暴发后，华中科技大学同济医学院附属同济医院、协和医院同时经历了至暗时刻。蜂拥而来的患者，让这两家湖北地区医疗资源相对雄厚的机构也备感压力，后期入院的大量重症、危重症患者救治工作，成了摆在两家医院面前的共同难题。2 个月后，两家医院已关闭了隔离病区逐渐恢复正常的医疗秩序，他们是如何顶住压力，迎来逆转？答案是中西医结合，共同抗疫。在协和医院，为了让中医药专家更好地了解患者病情的发展，便于辨证施治，协和医院收治新型冠状病毒肺炎的肿瘤病区，每个患者的床头都曾贴着一张《中医诊治信息征集表》，通过扫描二维码，患者便可将服用中药症状体征改善后的情况发给医生，便于让医生掌握第一手资料，让病情救治管理形成闭环。在同济医院，中医药专家通过"全过程介入""全天候介入""准确介入"等方式与西医一起介入新型冠状病毒肺炎患者的临床救治中。同济医院中医药专家"全过程"参与了患者的治疗，面对疫情高峰时期2 000多名同时在院患者，中医药专家指导轻症患者90%以上服用了中成药或中草药；对重症的住院患者，中医药专家则辨证论治，根据不同的病情、体质，个性化使用中药。在两家医院，中西医军团配合默契、和合共生，为一个又一个患者开启了生命的春天。在新冠疫情防控之中，中西医并举展现出强大的合力。

中医药在本次新冠疫情防控中发挥了重要作用。从医护人员来看，从全国调来4 900余名中医药人员驰援湖北，约占援鄂医护人员总数的13%，援助队伍规模之大、力量之强前所未有；从救治情况看，轻症治疗和恢复期治疗中医药早期介入，重症、危重症实行中西医结合，有效缓解病情发展；从方药来看，目前已筛选出金花清感颗粒、连花清瘟胶囊、血必净注射液和清肺排毒汤、化湿败毒方、宣肺败毒方等有明显疗效的"三药三方"。至2020年3月底，新型冠状病毒肺炎确诊病例中，有74 187人使用了中医药，占91.5%，其中湖北省有61 449人使用了中医药，占90.6%。临床疗效观察显示，中医药总有效率达到了90%以上。正如国家中医药管理局余艳红书记所总结："这表明中医药能够有效缓解症状，能够减少轻型、普通型向重型发展，能够提高治愈率、降低病亡率，能够促进恢复期人群机体康复。"在中医主导的江夏方舱医院，采取了中医药为主的中西医综合治疗，564个患者无一例转为重症，推广至其他方舱后，转重率显著降低至2%～5%，成为防治疫情的关键。中国工程院院士张伯礼说："新冠的病程就像一条抛物线，中医药在早期介入和康复阶段两端作用较好。"在湖北抗击新型冠状病毒肺炎的过程中，危重病的救治是进一步降低病亡率的重要环节，以中西医结合的救治办法来降低病亡率的经验已基本形成。第二批国家中医医疗队队员、北京中医药大学援鄂医疗队进入湖北省中西医结合医院新冠肺炎重症监护病房（ICU），组织中医医疗查房，对部分机械通气危重症患者给予了中药干预。经过治疗，5 位接受中医药治疗的危重症患者，均有不同程度的改善。如患者周某，76 岁，以重型新冠肺炎入院，同时有心脏病和重度前列腺增生。入院后经规范治疗，病情未得到改善，很快因难以纠正的呼吸衰竭转为新冠肺炎危重型，需要气管插管和呼吸机辅助通气，进而转入 ICU。其间，患者因感染性休克、Ⅰ型呼吸衰竭，病情曾一度危重。北京中医药大学医疗队查房后，对该患者给予中药汤剂治疗。服药后，患者循环及呼吸指标明显趋于稳定，肺氧合能力快速改善，呼吸机支持压力水平减低，给氧浓度由 60% 稳定降至 40%。2 天后，患者竟奇迹般具备了拔管指征，随即顺利拔管脱机。

大疫出良药，中医显身手。从应用"三药三方"等有效方剂，到采取集中隔离、普遍服中药等防疫做法，中医药为抗击疫情作出重要贡献，尤其是在有效防止患者从轻症转为重症，提高治愈率、降低病亡率方面作用更突出。德国病毒学家奇纳特尔认为："中医药在防止病毒吸附细胞、病毒复制等方面均有明显效果。"

四、贡献中国力量

我们共同生活的这个星球，依然在艰难中煎熬。据世界卫生组织数据，截至 2020 年 8 月 22 日，全球新型冠状病毒肺炎累计确诊病例突破 2 300 万例，死亡病例近 80 万例。令人痛心的数字，还在不断攀升。疫情，以一种残酷的方式，分外真切地警示我们：人类是一个休戚相关的命运共同体。大疫当前，更显责任担当。中国采取最全面、最严格、最彻底的防控举措，像钉子一样钉在全球抗疫第一线，牢牢守护 14 亿人的健康安全。经过中国人民勠力同心地奋战，抗击新冠肺炎疫情斗争取得重大战略成果，于 2020 年 9 月 8 日，在北京人民大会堂隆重举行表彰大会。"物有甘苦，尝之者识；道有夷险，履之者知。"在这场波澜壮阔的抗疫斗争中，我们积累了重要经验，收获了深刻启示。这场抗击新冠疫情的斗争充分展现了中国共产党领导和我国社会主义制度的显著优势，充分展现了中国人民和中华民族的伟大力量，充分展现了中华文明的深厚底蕴，充分展现了中国负责任大国的自觉担当，极大增强了全党全国各族人民的自信心和自豪感、凝聚力和向心力，必将激励我们在新时代新征程上披荆斩棘、奋勇前进。在这场同严重疫情的殊死较量中，中国人民和中华民族以敢于斗争、敢于胜利的大无畏气概，铸就了生命至上、举国同心、舍生忘死、尊重科学、命运与共的伟大抗疫精神。放眼全球，如同当年以巨大牺牲为世界反法西斯战争作出巨大贡献一样，中国以沉痛的代价为全世界抗疫摸索了经验、赢得了时间。俄罗斯医学专家谢苗诺夫动情地说："中国用自己的英勇行为，为全世界遏制疫情扩散争取了一个半月的时间。"

疫情在全球加速蔓延之时，中国将援助物资发往 150 多个国家和国际组织，向伊朗、伊拉克、意大利、塞尔维亚、埃塞俄比亚等国家派出医疗专家组。一批批中国专家与东盟、欧洲、非洲同行连线交流，多语种的中国诊疗和防控方案及时分享给世界各国。"山川异域，风月同天"的互帮互助，"青山一道，同担风雨"的携手前行，不断给各国人民带来温暖与力量。在二十国集团领导人应对新冠肺炎特别峰会上，习近平主席发出携手抗疫、共克时艰的中国声音，引发国际社会广泛共鸣。全球抗疫，命运与共，团结合作是最强的"免疫力"！

参考文献

1. 王肇磊. 民国时期湖北城市疾疫灾害与社会应对[J]. 湖北社会科学，2020（1）：114-122.

2．王洪军．民国中医抗疫的主体作用及其现代启示——兼论儒医的人文情怀 [J]．昆明理工大学学报（社会科学版），2018，18（3）：28-35．

3．周佩青．近代中医巨擘丁甘仁：记其治疫烂喉痧 [J]．上海中医药杂志，1989（9）：28．

4．张坤．趣话中西医打擂 [J]．湖南农业，2016（6）：41．

5．牧慧，徐新宇，林琳，等．浅谈张锡纯的中西汇通观 [J]．现代中医药，2019，39（1）：21-22，25．

6．潘大为．中西医结合先驱张锡纯 [N]．团结报，2019-11-14（006）．

7．张向华．民国时期晋陕甘宁地区疫灾流行与公共卫生意识的变迁研究 [D]．武汉：华中师范大学，2015．

8．胡红梅．民国公共卫生体系及其与疫灾的互动 [D]．武汉：华中师范大学，2012．

9．贾静．中医药在川陕苏区红军时期的作用 [J]．小康，2017（17）：86-89．

10．邵丹丹．1937—1949 年晋察冀边区疫病问题研究 [D]．石家庄：河北师范大学，2016．

11．张海梅．抗战期间的疫病救治述论 [J]．历史档案，2006（2）：119-123，130．

12．李洪河，程舒伟．抗战时期华北根据地的卫生防疫工作述论 [J]．史学集刊，2012（3）：107-115．

13．甄雪燕．近百年中国传染病流行的主要社会因素研究 [D]．武汉：华中科技大学，2011．

14．杨念群．防疫行为与空间政治 [J]．读书，2003（7）：25-33．

15．文庠．初级卫生服务"中国样板"的重塑：赤脚医生与中医药研究述评与展望 [J]．南京中医药大学学报（社会科学版），2019，20（3）：181-185．

16．张婷，何克春，王恩才，等．乡村医生在农村医疗卫生服务供给中的地位和作用 [J]．卫生软科学，2018，32（4）：17-21．

17．冯秀秀．赤脚医生制度研究 [D]．淮北：淮北师范大学，2016．

18．许三春．一根针、一把草：赤脚医生的医疗方式考察 [J]．中国社会历史评论，2013，14（1）：188-197．

19．李海红．毛泽东之赤脚医生的理论与实践探究 [J]．西北大学学报（自然科学版），2013，43（3）：504-509．

20．杨丽天晴．疾病防控与国家建构 [D]．上海：复旦大学，2013．

21. 张扬，朱慧敏. 毛泽东与赤脚医生 [J]. 党史博采（纪实），2011（6）：10-15.

22. 李德成. 合作医疗与赤脚医生研究（1955—1983 年）[D]. 杭州：浙江大学，2007.

23. 赤脚医生中医函授学校 [J]. 江苏医药，1976（3）：10-11.

24. 梁兆松. 赤脚医生来信要充分利用中草药 [J]. 赤脚医生杂志，1973（2）：17.

25. 邓铁涛. 论中医诊治传染病 [J]. 河南中医，2006，26（1）：1-3.

26. 杜松. 中医药防治 SARS 综合疗效概况 [C]// 中国中医研究院. 中医药发展与人类健康——庆祝中国中医研究院成立 50 周年论文集（上册）. 北京：中医古籍出版社，2005：691-693.

27. 杨淑慧，刘一. 论扶正法在非典防治中的应用 [J]. 江西中医药，2005，36（1）：16-18.

28. 詹奕嘉. "非典"十年：中国公共卫生大变局 [J]. 中国减灾，2013（6）：10-13.

29. 于海中. 非典对我国医疗卫生体系的冲击及反思 [J]. 人口与经济，2004（S1）：55-57.

30. 童文全. "非典"反思与构建公共卫生体系 [J]. 中共乐山市委党校学报，2004（5）：12-13.

31. 李鲁，孙统达，项海青. 非典危机对构建公共健康保障机制的启示 [J]. 卫生经济研究，2004（8）：12-14.

32. 马淑明. SARS 疫灾给全球化时代人类的启示 [J]. 中央社会主义学院学报，2003（6）：76-80.

33. 任仲平. 风雨无阻向前进——写在中国人民抗击新冠肺炎疫情之际 [N]. 人民日报，2020-03-26（01）.

34. 习近平主持召开中央全面深化改革委员会第十二次会议强调完善重大疫情防控体制机制　健全国家公共卫生应急管理体系 [J]. 中国行政管理，2020（2）：2.

35. 全国抗击新冠肺炎疫情表彰大会在京隆重举行　习近平向国家勋章和国家荣誉称号获得者颁授勋章奖章并发表重要讲话 [J]. 旗帜，2020（9）：5-7.

45枚